Mosab Hamad

Parasitologia ocular

Mosab Hamad

Parasitologia ocular

ScienciaScripts

Imprint

Any brand names and product names mentioned in this book are subject to trademark, brand or patent protection and are trademarks or registered trademarks of their respective holders. The use of brand names, product names, common names, trade names, product descriptions etc. even without a particular marking in this work is in no way to be construed to mean that such names may be regarded as unrestricted in respect of trademark and brand protection legislation and could thus be used by anyone.

Cover image: www.ingimage.com

This book is a translation from the original published under ISBN 978-620-2-05661-8.

Publisher:
Sciencia Scripts
is a trademark of
Dodo Books Indian Ocean Ltd. and OmniScriptum S.R.L publishing group

120 High Road, East Finchley, London, N2 9ED, United Kingdom
Str. Armeneasca 28/1, office 1, Chisinau MD-2012, Republic of Moldova, Europe
Printed at: see last page
ISBN: 978-620-7-97857-1

Índice:

Capítulo 1   9

Capítulo 2   14

Capítulo 3   18

Capítulo 4   22

Capítulo 5   24

Capítulo 6   33

Parasitologia ocular
Mosab Nouraldein Mohammed Hamad
BSC, MSC parasitologia médica
Chefe do serviço de Parasitologia
Departamento de Laboratório Médico, Faculdade de Ciências da Saúde,
Elsheikh Abdallah Elbadri
Universidade
Autor correspondente: Mosab Nouraldein (correio eletrónico:
musab.noor13@gmail.com)

Dedicação:

Para a minha mãe (Medina Abdelrahman).

Agradecimentos:

Aos meus colegas do hospital universitário de Soba, especialmente os do departamento de microbiologia e parasitologia.

Introdução:

O **olho** humano é um órgão que reage à luz e à pressão. Como órgão dos sentidos, o olho dos mamíferos permite a visão. Os olhos humanos ajudam a fornecer uma imagem tridimensional, em movimento, normalmente colorida à luz do dia. As células bastonetes e cones da retina permitem a perceção consciente da luz e a visão, incluindo a diferenciação das cores e a perceção da profundidade. O olho humano pode diferenciar entre cerca de 10 milhões de cores e é possivelmente capaz de detetar um único fotão.

À semelhança dos olhos de outros mamíferos, as células ganglionares fotossensíveis da retina do olho humano, que não formam imagem, recebem sinais luminosos que afectam o ajuste do tamanho da pupila, a regulação e supressão da hormona melatonina e a sincronização do relógio biológico. [1]

Estrutura e função do olho:

O olho é um dos principais órgãos sensoriais do corpo humano. É responsável pela visão, pela diferenciação de cores (o olho humano consegue diferenciar cerca de 10 milhões de cores) e pela manutenção do relógio biológico do corpo humano. Para compreender como é que o olho faz tudo o que faz, temos de analisar a estrutura do olho humano.

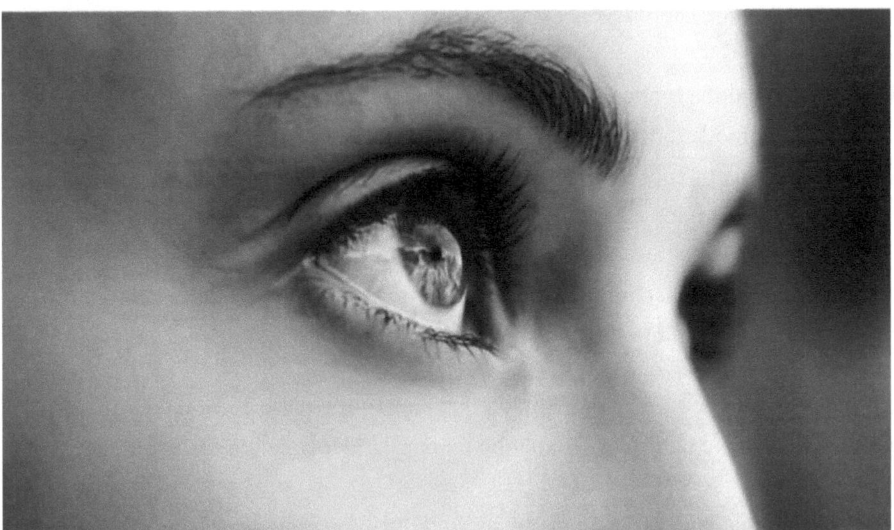

O olho é, sem dúvida, o órgão mais complicado do corpo humano, com uma série de partes encaixadas numa estrutura quase esférica. Cada parte do sistema é responsável por uma determinada ação que faz parte da função dos olhos. A estrutura do olho pode ser classificada em termos gerais como estrutura externa e estrutura interna.

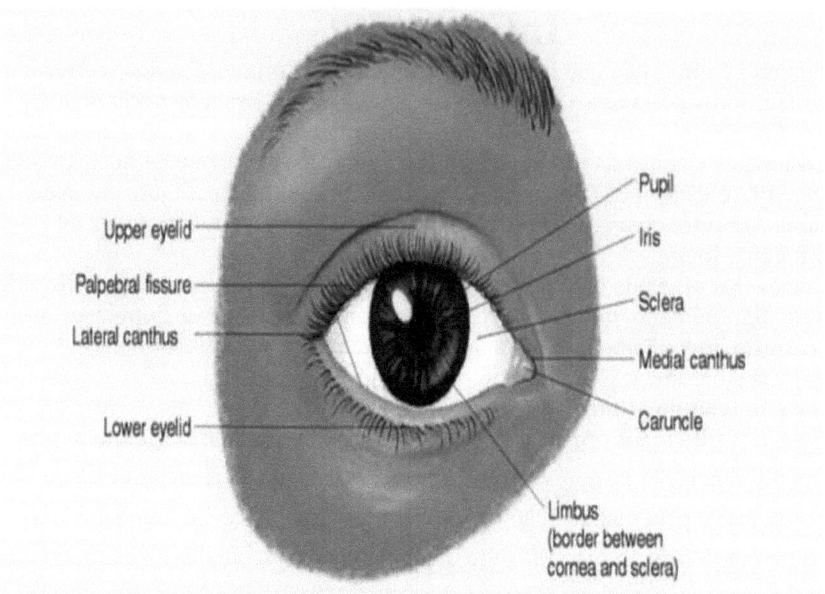

As partes do olho que são visíveis externamente compreendem a estrutura externa do olho

Esclera: É uma bainha branca, dura e espessa que protege as partes internas do olho. Conhecemo-la como o "branco do olho".

Conjuntiva: É uma membrana fina e transparente que se estende sobre a esclerótica. Mantém os olhos húmidos e limpos através da secreção de pequenas quantidades de muco e lágrimas.

Córnea: É a camada transparente de pele que se estende sobre a pupila e a íris. A função da córnea é refratar a luz que entra nos olhos.

Íris: É uma camada de tecido pigmentado que constitui a parte colorida do olho. A sua principal função é controlar o tamanho da pupila, dependendo da quantidade de luz que entra nela.

Pupila: É a pequena abertura situada no meio da íris. Permite a entrada de luz.

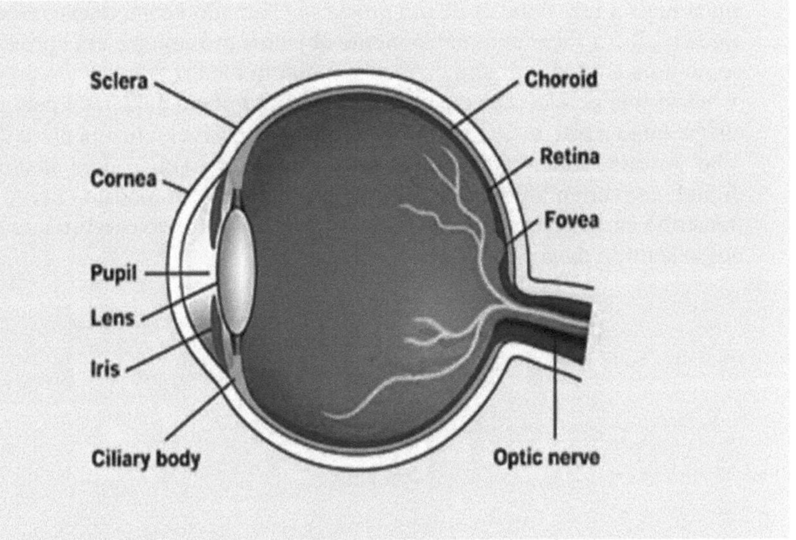

A estrutura interna do olho inclui as seguintes partes:

Retina: É o ecrã na extremidade do olho, onde se formam todas as imagens. É extremamente sensível à luz devido à presença de fotorreceptores, que são células fotossensíveis que detectam luzes fracas e coloridas.

Lente: É uma estrutura biconvexa, transparente e ajustável que focaliza a luz para a retina, formando assim imagens na mesma.

Humor aquoso: É um líquido aquoso que está presente na área entre o cristalino e a córnea. É responsável pela nutrição do cristalino e da córnea.

Humor vítreo: é uma substância transparente semi-sólida, de consistência gelatinosa, que preenche o interior dos olhos. A sua função é manter a forma do olho e também provocar a refração da luz antes de esta atingir a retina.

Nervo ótico: Situado na extremidade dos olhos, por detrás da retina, o nervo ótico é responsável pelo transporte de todos os impulsos nervosos dos fotorreceptores para o cérebro, sem o qual a visão não seria possível. (2)

Como funciona o olho:

Em vários aspectos, o olho humano funciona de forma muito semelhante a uma câmara digital:

1. A luz é focada principalmente pela córnea - a superfície frontal transparente do olho, que funciona como uma lente de câmara.
2. A íris do olho funciona como o diafragma de uma câmara, controlando a quantidade de luz que chega à parte de trás do olho, ajustando automaticamente o tamanho da pupila (abertura).
3. A lente cristalina do olho está localizada diretamente atrás da pupila e foca

ainda mais a luz. Através de um processo chamado acomodação, esta lente ajuda o olho a focar automaticamente objectos próximos e em aproximação, como uma lente de câmara de focagem automática.

4. A luz focada pela córnea e pelo cristalino (e limitada pela íris e pela pupila) chega então à retina - o revestimento interno sensível à luz na parte de trás do olho. A retina funciona como um sensor de imagem eletrónico de uma câmara digital, convertendo imagens ópticas em sinais electrónicos. O nervo ótico transmite então estes sinais ao córtex visual - a parte do cérebro que controla o nosso sentido da visão. [3]

Capítulo 1

Infeção por Acanthamoeba

Antecedentes:

As amebas de vida livre que causam infecções humanas incluem Acanthamoeba, Naegleria, Balamuthia mandrillaris e, raramente, Sappinia. Todos os 4 géneros causam infecções graves do SNC ou oculares. Ao contrário dos protozoários patogénicos entéricos, todos eles são geralmente comensais do solo/água, não têm um estado de portador humano, não envolvem nenhum inseto vetor e causam doenças esporádicas associadas a comportamentos e exposições específicos.

A Acanthamoeba está entre os protozoários ambientais mais prevalentes e foi classificada pela sequenciação do rDNA 18s em pelo menos 20 genótipos, designados T1-T20. Os agentes patogénicos ambientais e humanos mais comuns pertencem ao genótipo T4. As seguintes espécies de *Acanthamoeba* foram associadas a doenças humanas:

- *Acanthamoeba castellanii* (T4)
- *Acanthamoeba polyphaga* (T4)
- *Acanthamoeba culbertsoni* (T10)
- *Acanthamoeba palestinensis* (T2)
- *Acanthamoeba astronyxis* (T7)
- *Acanthamoeba hatchetti* (T11)
- *Acanthamoeba rhysodes* (T4)
- *Acanthamoeba byersi* (T18)
- *Acanthamoeba divionensis* (T4)
- *Acanthamoeba heady* (T12)
- *Acanthamoeba lenticulata* (T5)
- *Acanthamoeba triangularis* (T4)
- *Acanthamoeba griffini* (T3)

O ciclo de vida consiste em 2 fases: um trofozoíto (que tem 14-40 pm de diâmetro) e um quisto (que tem uma parede de dupla camada com um diâmetro de 12-16 pm). Os quistos são bastante resistentes a agressões ambientais e químicas.

A Acanthamoeba foi estabelecida pela primeira vez como causa de doença humana na década de 1970 e pode ser considerada uma infeção emergente. Este género provoca 3 síndromes clínicas: encefalite amebiana granulomatosa (GAE), doença amebiana granulomatosa disseminada (por exemplo, infecções cutâneas, sinusais e pulmonares) e, mais frequentemente, queratite ocular amebiana. Os indivíduos que desenvolvem GAE ou doença disseminada são geralmente imunocomprometidos, enquanto que os indivíduos com ceratite são geralmente imunocompetentes. A doença disseminada e a GAE têm um mau prognóstico e as estratégias de tratamento não estão bem definidas; a ceratite por *Acanthamoeba* é uma infeção que ameaça a visão e que tem um prognóstico favorável quando diagnosticada e tratada precocemente.

Os médicos devem estar conscientes do risco de queratite ocular secundária à contaminação de lentes de contacto, de modo a aconselhar os doentes sobre medidas preventivas. Os doentes com lentes de contacto devem ser alertados para a exposição à água que contém quistos *de Acanthamoeba* omnipresentes, especialmente ao nadar, tomar banho e utilizar soluções caseiras de limpeza de lentes.

O reconhecimento precoce dos sinais de queratite (desconforto, visão turva) é inespecífico, mas justifica uma revisão imediata da higiene das lentes e uma intervenção diagnóstica agressiva. As terapias são mais eficazes nas fases iniciais da infeção.

Os doentes gravemente imunossuprimidos com início subagudo de cefaleias, défice cognitivo e sinais neurológicos focais devem ser considerados como estando em risco de encefalite amebiana granulomatosa (EAG). Embora as lesões com realce anelar múltiplo sugiram mais frequentemente toxoplasmose, nocardia e tuberculose, a exclusão de GAE requer biópsia. [4]

Ceratite por Acanthamoeba

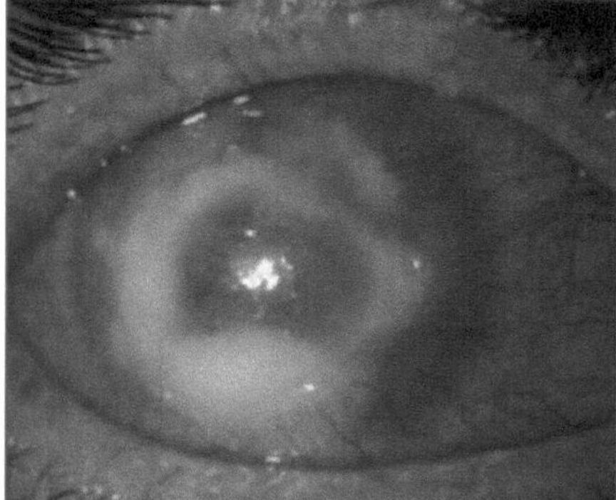

A ceratite por Acanthamoeba, reconhecida pela primeira vez em 1973, é uma infeção parasitária rara, que ameaça a visão, observada mais frequentemente em utilizadores de lentes de contacto. É frequentemente caracterizada por dor desproporcionada em relação aos achados e pelo aparecimento clínico tardio de um infiltrado em forma de anel no estroma. É difícil de diagnosticar e difícil de tratar.

Duas das oito espécies conhecidas de Acanthamoeba, *A. castellanii* e *a polyphaga*, são responsáveis pela maioria das infecções. A Acanthamoeba é uma ameba de vida livre comum que tem sido localizada em vários ambientes, incluindo piscinas, banheiras de hidromassagem, água da torneira, água do chuveiro e solução para lentes de contacto. Em maio de 2007, a FDA anunciou um surto de ceratite por Acanthamoeba que estava associado à Complete Moisture plus Multi-Purpose Solution fabricada pela Advanced Medical Optics.

Os factores de risco incluem o uso de lentes de contacto, a exposição ao organismo (frequentemente através de água contaminada) e o traumatismo da córnea. Os baixos níveis de IgA anti-Acanthamoeba nas lágrimas também demonstraram ser um fator de risco. Pensa-se que mais de 80% da queratite por Acanthamoeba aparece em utilizadores de lentes de contacto. Num estudo, 75% dos doentes eram utilizadores de lentes de contacto; 40% usavam lentes moles diárias, 22% usavam lentes rígidas permeáveis ao gás e 38% usavam lentes de uso prolongado ou outras lentes.

A Acanthamoeba é omnipresente. O traumatismo da córnea, seguido de exposição ao parasita (muitas vezes através de uma fonte de água ou solução de lentes de contacto) num doente com baixos níveis lacrimais de IgA anti-acanthamoeba leva à infeção. A Acanthamoeba existe em duas formas: trofozoítos e quistos. Os trofozoítos são móveis e consomem bactérias (o que permite o diagnóstico em placas de E. coli). Os trofozoítos formam quistos de parede dupla que são incrivelmente resistentes aos métodos de erradicação (incluindo congelação, aquecimento e irradiação).

Uma vez que o tratamento é tóxico, demorado e não necessariamente eficaz, a prevenção é essencial. Os utilizadores de lentes de contacto devem ser ensinados a limpar corretamente as suas lentes de contacto. Devem ser instruídos a nunca utilizar água da torneira ou mesmo soro fisiológico para limpar as suas lentes. Devem também ser instruídos a visitar um oftalmologista ao primeiro sinal de problemas.

O diagnóstico da queratite por Acanthamoeba é difícil e muitas vezes tardio. Se houver suspeita clínica, a área envolvida da córnea pode ser raspada com um instrumento estéril (lâmina, espátula, agulha, zaragatoa de alginato de cálcio ou aplicador de ponta de algodão) sob anestesia tópica à luz de fenda. A amostra de cultura pode então ser inoculada numa placa de E. coli colocada em ágar não nutritivo. Os trofozoítos e quistos de Acanthamoeba também podem ser identificados com a ajuda de Gram, Giemsa-Wright, hematoxilina e eosina, ácido periódico-Schiff, calcoflour white ou outras colorações. A microscopia confocal também tem sido utilizada para diagnosticar quistos de Acanthamoeba com algum sucesso.

Os doentes devem ser questionados sobre a utilização e higiene das lentes de contacto, soluções para lentes de contacto, traumatismo recente da córnea e exposição recente a fontes de água.

Deve ser efectuado um exame oftalmológico completo, prestando especial atenção aos sinais e sintomas descritos abaixo.

Os sinais iniciais podem ser ligeiros e inespecíficos. Os achados possíveis incluem irregularidades epiteliais, infiltrados epiteliais ou subepiteliais e pseudodendrites. Os sinais mais tardios incluem infiltrados do estroma (em forma de anel, em forma de disco ou numulares), lesões satélite, defeitos epiteliais, queratoneurite radial, esclerite e uveíte anterior (com possível hipópio). Os sinais avançados incluem adelgaçamento do estroma e perfuração da córnea.

A queratite por Acanthamoeba é caracterizada por dor desproporcionada em relação aos achados. Num estudo, 95% dos doentes queixaram-se de dor. Os doentes podem também queixar-se de diminuição da visão, vermelhidão, sensação de corpo estranho, fotofobia, lacrimejo e corrimento. Os sintomas podem aumentar e diminuir; por vezes, podem ser bastante graves.

Uma vez que os tratamentos atualmente disponíveis para a Acanthamoeba são tóxicos e demorados, é essencial um diagnóstico preciso. Os procedimentos de diagnóstico começam normalmente com uma cultura. Uma vez que o quadro clínico é frequentemente inespecífico, devem ser efectuadas culturas para detetar possíveis infecções bacterianas, fúngicas e talvez mesmo virais. Se disponível, pode ser efectuada uma microscopia confocal. Se os resultados da cultura forem negativos ou se a infeção parecer ser mais estromal do que epitelial, pode considerar-se a realização de uma pequena biopsia da córnea.

O diagnóstico diferencial da Acanthamoeba nas fases clínicas iniciais inclui olho seco, queratite por vírus herpes simplex, erosão corneana recorrente, queratite marginal por estafilococos e queratite associada a lentes de contacto. O diagnóstico diferencial das fases clínicas mais avançadas inclui ceratite viral, bacteriana, fúngica e estéril (por exemplo, devido ao abuso de anestésicos tópicos).

O tratamento médico da queratite por Acanthamoeba ainda está a evoluir. Foram registados casos de sucesso com várias combinações de medicamentos antibióticos, antivirais, antifúngicos e antiparasitários. Muitos destes tratamentos tópicos não estão disponíveis comercialmente nos Estados Unidos e têm de ser encomendados especialmente. Os diferentes regimes incluem preparações tópicas de Brolene, Neomicina-Polimixina B-Gramicidina, polihexametileno biguanida (PHMB), clorexadina e voriconazol. Alguns profissionais recomendam o cetoconazol oral. Inicialmente, os doentes devem ser seguidos de muito perto (diariamente ou quase diariamente), até se observar uma resposta clínica. Uma vez que podem ocorrer recidivas e que os quistos de Acanthamoeba são tão resistentes ao tratamento, os tratamentos médicos devem ser reduzidos muito lentamente e, se necessário, continuados durante muitos meses. Os esteróides são controversos e podem agravar a doença ao inibir a resposta imunitária do hospedeiro. A dor deve ser tratada.

Os casos de perfuração da córnea podem ter de ser tratados com intervenções cirúrgicas. Se possível, a ceratoplastia penetrante deve ser reservada para os casos de cicatrizes corneanas visualmente significativas em olhos tranquilos. Se ainda existirem sinais de infeção ativa ou mesmo se existirem quistos persistentes na córnea, a infeção pode reaparecer no enxerto.

As complicações pós-operatórias após a queratoplastia penetrante incluem a recorrência da infeção por Acanthamoeba, bem como todas as outras complicações pós-operatórias possíveis (tais como infeção, glaucoma, catarata, fuga da ferida, astigmatismo).

O prognóstico da Acanthamoeba é pior do que o de muitos outros tipos de queratite infecciosa, pelo que a prevenção é muito importante. No entanto, especialmente se for detectada precocemente, é possível obter resultados satisfatórios. [5]

Biologia da Acanthamoeba

O termo acanto (em grego "acanto" significa "espinhos") foi acrescentado a "ameba" para indicar a presença de estruturas semelhantes a espinhos (atualmente conhecidas como acantópodes) na sua superfície. Contém um ou mais vacúolos contrácteis proeminentes, cuja função é expelir água para regulação osmótica. Outros tipos de vacúolos no citoplasma incluem lisossomas, vacúolos digestivos e um grande número de vacúolos contendo glicogénio. A membrana plasmática é constituída por proteínas (33%), fosfolípidos (25%), esteróis (13%) e lipofosfonoglicanos (29%). Os principais fosfolípidos da *Acanthamoeba* são a fosfatidilcolina (45%), a fosfatidiletanolamina (33%), a fosfatidilserina (10%), o fosfoinositídeo (6%) e o difosfatidilglicerol (4%). As principais cadeias de ácidos gordos na *Acanthamoeba* são os ácidos oleicos (40-50%) e os ácidos gordos polinsaturados mais longos (20-30%). *A Acanthamoeba* contém baixos níveis de glicolípidos. A glicose representa cerca de 60% dos açúcares dos glicolípidos das células inteiras e das membranas plasmáticas. Entre os esteróis, a fração não saponificável dos lípidos totais extraídos dos trofozoítos de *Acanthamoeba* patogénica possui ergosterol e 7-dehidrostigmasterol. Foi demonstrado que *a Acanthamoeba* produz prostaglandinas.

A Acanthamoeba tem sido estudada há muito tempo como modelo de célula eucariótica, com especial ênfase na motilidade baseada no citoesqueleto de actina. *A Acanthamoeba* move-se relativamente rápido em comparação com outras células, com uma taxa de locomoção de aproximadamente 0,8 pm/segundo. O movimento envolve a formação de um pseudopódio hialino. A forma de movimento da *Acanthamoeba* é semelhante tanto em substratos sólidos como na interface água-ar. As forças de adesão desenvolvidas entre *a Acanthamoeba* e a interface água-ar são maiores do que a gravidade e, portanto, as amebas também são transportadas passivamente sem se destacarem da SUPERFÍCIE da água. Os microfilamentos de actina estão mais concentrados logo abaixo da membrana plasmática e são responsáveis por resistir à tensão e formar protuberâncias citoplasmáticas.

Ciclo de vida da *ACANTHAMOEBA*

A Acanthamoeba tem duas fases no seu ciclo de vida, uma fase de trofozoíto vegetativo com um diâmetro de 13-23 pm e uma fase de quisto dormente de 13-23 pm. Durante a fase de trofozoíto (o grego "tropho" significa "nutrir"), *a Acanthamoeba* alimenta-se de partículas orgânicas bem como de outros micróbios e divide-se mitoticamente em condições óptimas (fornecimento de alimentos, pH neutro, ~30°C) e 50-80mOsmol.

A exposição a condições adversas resulta na diferenciação celular numa forma de quisto de parede dupla.

As paredes exteriores são constituídas por proteínas e polissacáridos, enquanto a parede interior contém celulose. Ambas as paredes estão normalmente separadas por um espaço, exceto em determinados pontos em que formam opérculos no centro dos ostiolos (pontos de saída para trofozoítos em excentricidade). A composição da parede do quisto de *A. castellanii* pertencente ao genótipo T4 demonstrou conter 33% de proteínas, 4 - 6% de lípidos, 35% de hidratos de carbono (principalmente celulose), 8% de cinzas e 20% de materiais não identificados.

Utilizando cromatografia gasosa combinada com espetrometria de massa, a composição de hidratos de carbono das paredes dos quistos revelou uma elevada percentagem de galactose e glucose e pequenas quantidades de manose e xilose. A análise das ligações revelou vários tipos de ligações glicosídicas, incluindo a conformação glucosil ligada a 1,4, indicativa de celulose. [6]

Capítulo 2

Distribuição no ambiente e em contextos clínicos

A Acanthamoeba foi isolada de diversos ambientes naturais, incluindo água do mar, sedimentos oceânicos, praias, água de lagoas, solo, lagos de água doce, estâncias termais, lagos de água salgada, Antárctida, interface água-ar e mesmo do ar. Foram isolados de água mineral engarrafada, garrafas de água destilada, descargas de fábricas termicamente poluídas, torres de arrefecimento de centrais eléctricas e nucleares, banheiras de hidromassagem, condutas de ventilação, humidificadores, unidades de ar condicionado, chuveiros, pulverizadores de cozinha, esgotos, composto, vegetais, instrumentos cirúrgicos, lentes de contacto e respectivos estojos, excrementos de pombos, peixes de água doce, bem como outros animais saudáveis, doentes e mortos. Foram recuperadas de hospitais, piscinas fisioterapêuticas, unidades de diálise, estações portáteis e fixas de lavagem de olhos, cavidades nasais humanas, garganta, esfregaços faríngeos, tecidos pulmonares, lesões cutâneas, fezes humanas, biopsias da córnea, seio maxilar, autoenxertos mandibulares, amostras de fezes, urina de doentes graves, fluidos cerebrospinais e necrópsias cerebrais. Com base no que precede, é aceite que *a Acanthamoeba* está ubiquamente presente no ambiente e que é comum encontrarmos este organismo na nossa vida quotidiana, tal como evidenciado pela presença de anticorpos *anti-Acanthamoeba* em até 100% de populações saudáveis na Nova Zelândia e mais de 85% em indivíduos de Londres provenientes de diferentes países. [6]

Papel no ecossistema

No solo, os protistas, como as amebas, os flagelados e os ciliados, desempenham dois papéis ecológicos importantes: (i) influenciar a estrutura da comunidade microbiana e (ii) melhorar a reciclagem de nutrientes. Ambas as actividades estão associadas ao facto de os protistas do solo se alimentarem de bactérias, regulando assim as populações bacterianas no solo. Entre os protistas, as amebas de vida livre são os consumidores bacterianos dominantes e são responsáveis por até 60% da redução total da população bacteriana. Os decompositores primários (bactérias) decompõem diretamente os materiais orgânicos, mas são ineficientes na libertação de minerais da sua própria massa. Os decompositores secundários, como as amebas de vida livre, consomem os decompositores primários e libertam os nutrientes minerais como produtos residuais que estão ligados à biomassa do decompositor primário. Desta forma, protistas como a *Acanthamoeba* (bem como outros herbívoros) disponibilizam nutrientes que, de outra forma, permaneceriam inacessíveis por muito mais tempo. O solo que continha *Acanthamoeba* e bactérias mostrou uma mineralização significativamente maior de carbono, nitrogénio e fósforo em comparação com o solo que continha bactérias mas sem *Acanthamoeba*. Além do consumo bacteriano, as amebas promovem populações bacterianas no solo. A regeneração mineral pelos decompositores secundários (protistas como as amebas), aliviou a limitação de nutrientes para os decompositores primários. Isso foi demonstrado com as descobertas de que quando o nitrogênio era limitante (mas o carbono presente), a mineralização do nitrogênio por *Acanthamoeba* permitiu o crescimento contínuo de bactérias (*Pseudomonas paucimobilis*) resultando em uma maior biomassa bacteriana. E quando o carbono era limitante, *a Acanthamoeba* era quase inteiramente responsável pela mineralização do azoto, com as bactérias (*Pseudomonas paucimobilis*) a contribuírem pouco. Usando um sistema modelo experimental, os efeitos do pastoreio por *Acanthamoeba* na composição das comunidades bacterianas na rizosfera de *Arabidopsis thaliana* demonstraram redução nas populações bacterianas levando a um efeito positivo no crescimento da planta. Em geral, *a Acanthamoeba* parece desempenhar um papel importante na regulação das populações bacterianas no ambiente e no ciclo de nutrientes, contribuindo assim para o funcionamento dos ecossistemas. [6]

Patogénese

A adesão do parasita à célula hospedeira é um passo primário e é mediada por uma proteína de ligação à manose (MBP) de 130 kDa expressa na superfície de *Acanthamoeba*. *A mbp de Acanthamoeba* consiste em 6 exões e 5 intrões que se estendem por 3,6 kbp. O cADN de 2,5 kbp codifica uma proteína precursora de 833 aminoácidos com uma sequência de sinalização (resíduos 1-21aa), um domínio extracelular *N-terminal* (resíduos 22-733aa) com cinco sítios *de N-* e três sítios *de O-glicosilação*, um domínio transmembranar (resíduos 734-755aa) e um domínio intracelular *C-terminal* (resíduos 756-833aa). Outras adesinas incluem uma proteína de ligação à laminina com uma massa molecular prevista de 28,2 kDa, uma proteína de ligação à laminina de 55 kDa e uma adesina > 207 kDa.

A ligação inicial conduz a eventos secundários, como a fagocitose e a produção de toxinas, resultando na morte da célula hospedeira de uma forma dependente do fosfotidilinositol 3-quinases (PI3K). Os efectores a jusante da PI3K envolvem a ativação de moléculas pró-apoptóticas, Bak e Bax, a perda do potencial da membrana mitocondrial e a libertação de citocromo *c*, bem como a ativação da caspase, todos mediadores bem conhecidos da apoptose. Entre os receptores das células hospedeiras, o recetor 4 do tipo Toll (TLR4) mostrou estar envolvido no reconhecimento da *Acanthamoeba* e exercer um efeito através da proteína adaptadora, a resposta primária 88 da diferenciação mieloide, que levou à ativação de factores de transcrição, sinalização do fator nuclear-kappa B através de quinases reguladas por sinal extracelular (ERKs), induzindo a secreção de citocinas, incluindo interleucina-8, fator de necrose tumoral-alfa e interferão-beta em células da córnea humana. Utilizando células endoteliais microvasculares cerebrais humanas (HBMEC), que constituem a barreira hemato-encefálica, demonstrou-se que *a Acanthamoeba* aboliu a resistência eléctrica transendotelial das HBMEC através da degradação das proteínas da junção estanque occludina e zonula occludens-1 de uma forma dependente da quinases Rho, levando a um aumento da permeabilidade.

Outros factores que podem contribuir para a patogénese *da Acanthamoeba* incluem ecto-ATPases de pesos moleculares aproximados de 62, 100, 218, 272, > 300 kDa e estas estão envolvidas na ativação da caspase-3. As actividades da neuraminidase da *Acanthamoeba* podem ser relevantes na colonização do parasita e também importantes na produção de danos no epitélio da córnea rico em ácido siálico e nas alterações dos glicolípidos associadas à meningoencefalite. Curiosamente, as neuraminidases de *Trypanosoma cruzi* e *Acanthamoeba* estão imunologicamente relacionadas, como demonstrado por anticorpos contra a neuraminidase de

Trypanosoma cruzi, que reagiram com *Acanthamoeba*. Duas superóxido dismutases foram identificadas em *Acanthamoeba*: uma superóxido dismutase de ferro (~50 kDa) e uma superóxido dismutase de cobre-zinco (~38 kDa). A superóxido dismutase catalisa a dismutação do superóxido em oxigénio e peróxido de hidrogénio e desempenha um papel na defesa antioxidante. Estas enzimas podem constituir alvos adicionais para a quimioterapia e o imuno-diagnóstico de infecções por *Acanthamoeba*. Foi demonstrado que *a Acanthamoeba* apresenta uma atividade activadora do plasminogénio, catalisando a clivagem do plasminogénio do hospedeiro para formar plasmina, que pode ativar as metaloproteinases da matriz do hospedeiro, levando à degradação das membranas basais.

Entre os factores independentes do contacto, *a Acanthamoeba* possui enzimas hidrolíticas, incluindo elastases, fosfolipases, glicosidases e uma variedade de serina, cisteína e metaloproteases.

No entanto, os seus mecanismos precisos de ação a nível molecular estão apenas a começar a surgir. O facto de algumas das proteases acima referidas serem segregadas apenas pelos isolados clínicos pode indicar o seu papel como potentes factores de virulência e/ou alvos de diagnóstico.

Futuros estudos sobre o papel das proteases como alvos de vacinas, a procura de novos inibidores através do rastreio de bibliotecas químicas ou o desenvolvimento racional de fármacos com base em estudos estruturais aumentarão a nossa capacidade de combater este agente patogénico. Em geral, o mecanismo pelo qual *a Acanthamoeba* rompe as barreiras biológicas é complexo e é provável que envolva tanto o parasita (adesinas, proteases, fosfolipases) como determinantes do hospedeiro [interleucina-beta, interleucina-alfa, fator de necrose tumoral-alfa, interferão-gama, apoptose da célula hospedeira]. Para além dos factores de virulência potenciais acima mencionados, a capacidade da *Acanthamoeba* para sobreviver a condições ambientais adversas e a sua resistência a medicamentos quimioterapêuticos através da diferenciação em quistos contribui para a sua patogenicidade[6] .

Resposta imunitária a infecções por *ACANTHAMOEBA*

A recorrência de infecções por AK é comum, sugerindo que a infeção da córnea por si só não induz imunidade protetora contra os antigénios do parasita. Os animais experimentais imunizados oralmente com antigénios *de Acanthamoeba* misturados com a toxina da cólera apresentaram taxas de infeção significativamente mais baixas em comparação com os grupos de controlo (21,4% *versus* 72,6%, respetivamente) e a proteção foi associada a níveis mais elevados de sIgA específico do parasita. Mais especificamente, a imunização oral com MBP recombinante melhorou a AK e a proteção foi associada à presença de níveis elevados de sIgA anti-MBP nas lágrimas dos animais imunizados. Do mesmo modo, a imunização oral com uma serina protease (~133 kDa) reduziu a gravidade da infeção da córnea através da modulação da expressão de MMP-2 e MMP-3.

De um modo geral, sugere-se que os doentes com QA apresentam níveis gerais diminuídos de sIgA, bem como sIgA *anti-Acanthamoeba* específico, no entanto, o papel da sIgA foi questionado num estudo recente em que nem as lágrimas normais nem as lágrimas de QA tiveram quaisquer efeitos protectores na citotoxicidade das células epiteliais da córnea *mediada por Acanthamoeba*. Factores lacrimais, para além da sIgA, tais como lisozima, lactoferrina, beta-lisinas, prostoglandinas e outros compostos com propriedades antimicrobianas e imunológicas, também não demonstraram ter efeitos significativos na ligação mediada pela *Acanthamoeba* e na citotoxicidade das células epiteliais da córnea humana. As lágrimas também contêm complemento que é composto por moléculas transportadas pelo soro de uma forma semelhante a uma cascata. *A Acanthamoeba* ativa diretamente o sistema do complemento através da via alternativa, mas as amebas patogénicas são resistentes à lise mediada pelo complemento devido à expressão de proteínas reguladoras do complemento, incluindo o fator de aceleração da decomposição. A presença de macrófagos em córneas expostas a lentes de contacto carregadas de parasitas impediu o desenvolvimento de QAs completas *in vivo*, induzindo uma resposta inflamatória, em particular a secreção da proteína inflamatória de macrófagos-2.

Para o AGE, a imunização com antigénios *de Acanthamoeba* utilizando as vias de administração intranasal, intraperitoneal, intravenosa ou oral teve um efeito protetor, validando que o AGE está limitado a indivíduos com uma resposta imunitária enfraquecida. A via do complemento e os anticorpos na presença de fagócitos mostram uma atividade lítica potente contra *Acanthamoeba* de uma forma dependente do contacto. Estas interações também estimulam a secreção de citocinas pró-inflamatórias, incluindo interleucina-1-beta, interleucina-6 e fator de necrose tumoral-alfa.

Outros estudos em ratos mostraram um aumento significativo das actividades das células assassinas naturais em animais *infectados com Acanthamoeba*, sugerindo que as células assassinas naturais podem também desempenhar um papel na imunidade protetora. Em geral, um estado imunitário debilitado do hospedeiro é um pré-requisito na AGE, mas os mecanismos subjacentes, juntamente com o papel da origem étnica do hospedeiro (ou seja, predisposição genética), permanecem incompletamente compreendidos. Está demonstrado que *a Acanthamoeba* patogénica degrada quimiocinas e citocinas, anticorpos, via do complemento e macrófagos. [6]

Capítulo 3

Infeção por Sappinia diploidea

A sappinia pode ser encontrada em todo o mundo. Encontra-se normalmente nas fezes de alces e búfalos, em locais onde se sabe que os animais de quinta comem, em solos com plantas em decomposição e em fontes de água doce.

É capaz de causar doenças infecciosas nos seres humanos.

Os sintomas de uma infeção por Sappinia incluem: Dor de cabeça, Sensibilidade à luz, Náuseas ou dores de estômago, Vómitos, Visão turva, Perda de consciência. Um exame ao cérebro do doente infetado também revelou uma massa semelhante a um tumor de 2 centímetros na secção posterior esquerda do seu cérebro.

O tratamento para o único caso identificado de infeção por Sappinia incluiu a remoção de um tumor no cérebro e uma série de medicamentos administrados ao doente após a cirurgia. Este tratamento levou à recuperação total do doente. Especificamente, pode causar encefalite amebiana. [7]

Sappinia diploidea

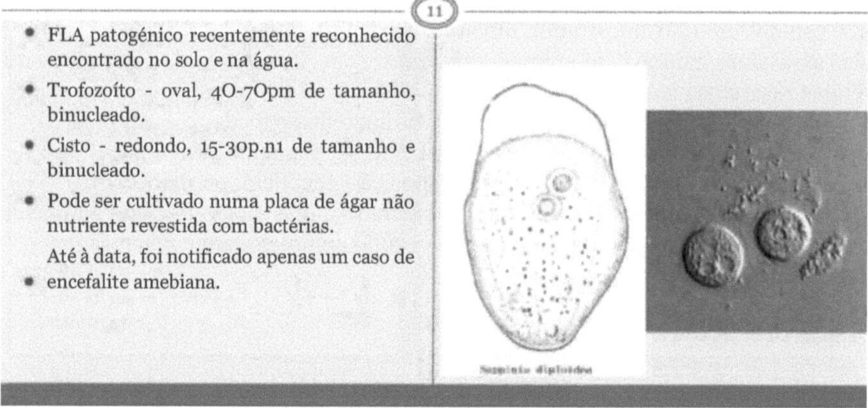

Toxoplasmose

O achado mais comum na toxoplasmose congénita é a manifestação oftalmológica de retinocoroidite, que tem uma predileção pelo pólo posterior. É observada em 75-80% dos casos e é bilateral em 85% dos casos. Na toxoplasmose adquirida, a forma ocular da doença ocorre com muito menos frequência. Anteriormente, acreditava-se que apenas 1-3% dos doentes com infeção adquirida desenvolviam toxoplasmose ocular. No entanto, estudos serológicos sugerem que a toxoplasmose ocular está mais frequentemente associada à infeção adquirida do que se pensava anteriormente.

No tratamento da toxoplasmose ocular, recomenda-se sempre a consulta de um

"

especialista em medicina interna ou em doenças infecciosas. [8]

A toxoplasmose ocular ocorre como consequência da infeção por *Toxoplasma gondii*. Estima-se que *o T. gondii*, um parasita intracelular obrigatório, infecte pelo menos mil milhões de pessoas em todo o mundo.

Pelo menos 25% dos indivíduos que têm *T. gondii* apresentam manifestações oculares associadas.[1] A inflamação ocular secundária à infeção por *T. gondii* é a causa mais frequente de uveíte posterior.

Os achados clássicos incluem uma lesão branca no fundo do olho com células vítreas intensas sobrepostas, que é frequentemente descrita como "faróis num nevoeiro". A apresentação da toxoplasmose ocular pode incluir uma vasta gama de sinais clínicos, o que constitui um desafio diagnóstico. (9)

A toxoplasmose é uma das causas mais frequentemente identificáveis de uveíte em todo o mundo. De facto, a infeção por *Toxoplasma gondii* é a causa mais comum de uveíte posterior infecciosa em indivíduos não imunocomprometidos, e só perde para a retinite por citomegalovírus em doentes com VIH/SIDA.

O Toxoplasma gondii é um parasita intracelular obrigatório. Embora os sinais e sintomas sistémicos da infeção sejam menos comuns em adultos saudáveis, esses achados podem estar presentes em recém-nascidos e em doentes imunocomprometidos. A reprodução sexual do parasita ocorre nas células epiteliais do intestino delgado do gato, com a subsequente eliminação fecal de oocistos. Uma vez ingeridos por outros animais, que servem de hospedeiros intermediários, os oocistos rompem-se para libertar taquizoítos, que acabam por se deslocar para os tecidos-alvo para se tornarem quistos tecidulares ou bradizoítos.

Manifestação clínica, diagnóstico

Tradicionalmente, pensava-se que a maior parte da toxoplasmose ocular ativa representava a reativação da toxoplasmose congénita adquirida por via transplacentária da mãe. No entanto, recentemente, foi demonstrado que as infecções adquiridas ocorrem com mais frequência do que se suspeitava anteriormente.

A infeção por Toxoplasma é assintomática na maioria dos doentes imunocompetentes e, quando ocorre, é normalmente benigna e autolimitada. No entanto, a infeção pode ser muito mais grave no feto e em doentes imunocomprometidos.

A apresentação clínica da toxoplasmose ocular depende da idade do doente e da localização, tamanho e gravidade da retinocoroidite. As manifestações oculares incluem moscas volantes e visão turva. A diminuição da acuidade visual pode ocorrer como resultado do envolvimento macular ou da inflamação vítrea grave. Em doentes imunocomprometidos, a apresentação clínica pode ser bastante atípica.

A retinocoroidite toxoplásmica é uma doença recorrente em dois terços dos doentes. A retinocoroidite toxoplásmica ativa é esbranquiçada e moderadamente exsudativa com limites mal definidos e envolve a mácula na maioria dos doentes.[12] A inflamação ligeira a moderada do segmento anterior pode ou não ser uma caraterística de apresentação, mas a inflamação do vítreo está praticamente sempre presente.

Também pode ser observada vasculite retiniana na proximidade de uma lesão ativa ou na retina distante.

A retinocoroidite em doentes com VIH/SIDA pode apresentar caraterísticas atípicas, tais como grandes áreas confluentes de necrose retinocoroidal e/ou lesões bilaterais activas.

Neurite ótica, retinite externa punctiforme, neuroretinite, papilite e pseudoretinite são outras manifestações atípicas desta doença. Durante o processo de cicatrização, pode desenvolver-se um shunt retinocoroidal e mesmo neovascularização coroidal, gliose e bandas traccionais vítreas.

O diagnóstico da toxoplasmose ocular é feito principalmente pela observação clínica de uma retinocoroidite necrotizante focal.

Nos casos atípicos, os testes serológicos, como os títulos séricos de IgM e IgG anti-Toxoplasma, podem ser úteis para apoiar o diagnóstico. Os resultados negativos são importantes para excluir a toxoplasmose ocular atípica. Nos casos em que o diagnóstico é incerto, a demonstração dos títulos de anticorpos anti-Toxoplasma no humor aquoso ou no vítreo pode ser útil. A reação em cadeia da polimerase (PCR) de amostras aquosas e vítreas é outra ferramenta com elevada sensibilidade e especificidade.

Os achados da angiografia com fluoresceína e da angiografia com verde de indocianina na retinocoroidite toxoplásmica são inespecíficos.

Duas técnicas fotográficas não invasivas recentes, ou seja, infravermelhos e autofluorescência, podem melhorar ainda mais a nossa capacidade de determinar a extensão da retinocoroidite. As imagens de autofluorescência das cicatrizes retinocoroidais toxoplásmicas demonstram uma área escura (hipoautofluorescência) devido à ausência de epitélio pigmentar retiniano funcional. As lesões agudas e activas podem também apresentar hipoautofluorescência devido à presença de edema retiniano sobrejacente. De facto, as imagens de autofluorescência podem ser utilizadas para monitorizar o efeito da terapêutica médica, uma vez que demonstram melhor a resolução do edema ativo da retina.

Diagnóstico diferencial

A retinocoroidite toxoplásmica recorrente adjacente a uma área de cicatriz pode ser confundida com coroidite serpiginosa. A retinite necrosante devida a CMV, vírus herpes simplex, vírus herpes zoster, retinite fúngica (candidíase, blastomicose), retinite séptica, toxocaríase ocular, sarcoidose, sífilis e tuberculose são outros diagnósticos a excluir quando se considera a toxoplasmose. A toxoplasmose punctata da retina externa é uma forma atípica de toxoplasmose ocular que pode ser confundida com outras síndromes de pontos brancos.

Prevenção

A transmissão pode ocorrer através da ingestão de oocistos, taquizoítos, cistos teciduais ou bradizoítos. Para além dos alimentos contaminados, a contaminação de fontes de água é cada vez mais reconhecida como uma fonte de infeção. A doença também pode ser adquirida por transfusão de sangue total ou leucócitos, por transplante de órgãos ou acidentalmente em trabalhadores de laboratório.

A prevenção da infeção inicial é a forma mais eficaz de reduzir a morbilidade relacionada com o Toxoplasma. Não se deve consumir carne crua, ovos crus, legumes não lavados e leite não pasteurizado.

As estratégias preventivas incluem cozinhar e congelar carne, lavar frutas e legumes, lavar as mãos[8] e evitar a utilização de água contaminada. Devem ser evitadas as transfusões de sangue e os transplantes de órgãos de dadores seropositivos. A prevenção da transmissão da doença é também crucial para os indivíduos imunocomprometidos e para as mulheres grávidas seronegativas. A vacinação de gatos pode interromper o ciclo de vida do parasita.

Tratamento

O objetivo do tratamento é parar a multiplicação do parasita durante o período ativo da retinocoroidite e minimizar os danos na retina e no nervo ótico. Apesar de ser uma doença auto-limitada na maioria dos casos, a infeção por Toxoplasma pode causar diminuição da visão secundária ao envolvimento do nervo ótico ou da mácula e inflamação vítrea grave. Os doentes com as seguintes caraterísticas são considerados pela maioria como candidatos a tratamento adequado:

- envolvimento do nervo ótico - direto ou dentro de dois diâmetros do disco;

- uma lesão dentro das arcadas temporais ou que ameace os vasos das arcadas;

- uma lesão grande com hemorragia subretiniana e/ou descolamento seroso da retina, independentemente da localização;

- inflamação vítrea grave;

- perda de mais de duas linhas de acuidade visual;

- inflamação retinocoroidal persistente durante mais de um mês;

- retinocoroidite toxoplásmica no primeiro ano de vida;

- um recém-nascido diagnosticado com toxoplasmose congénita, independentemente da presença ou ausência de lesões oculares; e

- Qualquer lesão num hospedeiro imunocomprometido.

Uma vez que as lesões activas, mesmo longe da mácula, podem estar associadas a perda de acuidade visual devido a edema macular, vitrite intensa, tracções maculares ou descolamento, o tratamento de quaisquer lesões activas pode ser indicado, particularmente devido ao aparecimento de regimes de tratamento mais seguros. Além disso, os taquizoítos libertados pelos quistos tecidulares reactivados podem disseminar-se para outros locais da retina. Por esta razão, alguns acreditam que o tratamento de qualquer lesão ativa pode estar associado a uma diminuição da carga global de taquizoítos, diminuindo assim o risco de recorrências.

Dito isto, uma revisão sistemática da literatura baseada em provas revelou uma falta de provas para apoiar o tratamento antibiótico de rotina para a retinocoroidite toxoplásmica aguda. [10]

Capítulo 4

Philophthalmus gralli

O Philophthalmus gralli, vulgarmente conhecido como fasciolose aviária oriental, encontra-se no saco conjuntival dos olhos de muitas espécies de aves. A fascíola ocular oriental é descrita como parasitando o saco conjuntival de vários galliformes e anseriformes (Nollen e Murray 1978). No Brasil, este parasita foi relatado em espécies nativas de anseriformes (Muniz-Pereira e Amato 1993). Foi descoberto pela primeira vez por Mathis e Leger em 1910 em galinhas domésticas de Hanói, Vietname. As aves são hospedeiros definitivos e as espécies de caracóis de água doce são hospedeiros intermediários (por exemplo, *Tarebia granifera* e *Melanoides tuberculata*). Os casos humanos de filoftalmose são raros, mas foram anteriormente notificados na Europa, Ásia e América (isto é, Jugoslávia, Sri Lanka, Japão, Israel, México e Estados Unidos).

Ciclo de vida

A Philophthalmus gralli atinge a maturidade sexual numa ave e produz ovos. Os ovos totalmente embrionados são libertados para a água a partir dos olhos do hospedeiro definitivo. O miracídio é induzido a eclodir quando os ovos maduros são libertados do verme para a água. Ao entrar em contacto com um caracol, o miracídio perfura a epiderme do hospedeiro com a ajuda de secreções e dos cílios anteriores. Ele penetra no caracol o suficiente para libertar uma única rédia. A mãe vermelha localiza-se no coração e produz redia filhas vermelhas, que migram para as glândulas digestivas para continuar o seu desenvolvimento e produzir cercárias megalurosas. As cercárias são libertadas do caracol e encistam na vegetação aquática ou noutros objectos sólidos na água. O hospedeiro definitivo, que é normalmente uma ave aquática, fica infetado após a ingestão de metacercárias. A excisão das metacercárias ocorre imediatamente após atingirem a boca ou o papo da ave e não no estômago ou no intestino, como acontece com muitos outros tremátodes digenéticos. Dentro de 3 a 5 horas após a ingestão, os vermes imaturos podem ser encontrados no esófago, nas passagens nasais, na órbita e nos lóbulos da glândula lacrimal. Os seres humanos raramente servem como hospedeiros acidentais, mas podem fazê-lo quando ingerem metacercárias na vegetação aquática.

Morfologia

O ovo *de P. gralli* é não operculado e oval. A casca é fina e elástica e tem um espessamento interno na extremidade mais pequena.

O miracídio é composto por vinte placas epidérmicas dispostas em 4 camadas: 6, 8, 4, 2 células em cada camada respectiva. É constituído por dois poros excretores e dois pares de papilas sensoriais laterais.

A morfologia de um redia é alongada e cilíndrica. Tem uma faringe anterior bem desenvolvida e um longo trato intestinal. O poro de nascimento encontra-se entre o primeiro e o segundo quarto do corpo. Os processos laterais encontram-se perto da extremidade posterior do corpo.

A cercaria tem duas ventosas: uma ventral e uma subterminal arredondada. Os cecos intestinais bifurcam-se posteriormente à faringe. As bexigas excretoras estão localizadas na extremidade posterior do corpo da cercária.

O quisto metacercário é alongado e ovalado com papilas sensoriais. A metacercária excitada tem forma oval, com uma ventosa subterminal e uma ventosa ventral.

A forma adulta de *P. gralli* tem uma forma fusiforme. A superfície do corpo é coberta por pequenos espinhos na região acetabular. As duas ventosas estão localizadas oralmente e subterminalmente. A faringe situa-se imediatamente a seguir à ventosa oral. O acetábulo situa-se no terceiro nível anterior do corpo. Os órgãos femininos e masculinos encontram-se no interior do corpo.

Tratamento

A forma mais comum de se livrar do Philophthalmus gralli é a remoção com pinças ou a expulsão dos vermes. Também pode ser utilizada a doramectina.

Sintomas

Os sintomas clínicos resultam do facto de os vermes se fixarem na conjuntiva. O seu efeito varia consoante o hospedeiro. A infeção pode causar congestão e erosão da conjuntiva, conjuntivite com lacrimejamento persistente e inchaço da prega semilunar em galinhas, avestruzes e seres humanos, respetivamente.

As aves apresentavam olhos inchados, conjuntivite grave e lacrimejamento constante, acompanhados de exsudado purulento. Uma fração das aves ficou semi-cega devido à infeção. [11]

Capítulo 5

Toxocaríase

Apesar de ser uma das infecções zoonóticas mais comuns em todo o mundo, a toxocaríase humana tem sido uma das doenças tropicais negligenciadas. Embora a maioria das infecções humanas seja assintomática, são classicamente reconhecidas duas síndromes principais de toxocaríase humana: a toxocaríase sistémica, que abrange doenças nos principais órgãos; e a toxocaríase ocular (TO), doença no olho ou no nervo ótico, causada pela migração das larvas de Toxocara para o olho. A TO é geralmente uma doença unilateral, que se apresenta tipicamente como um granuloma da retina, uma massa inflamatória amarelada ou esbranquiçada, no pólo posterior ou na retina periférica. O granuloma em si ou outras condições comórbidas, como membrana epiretiniana, edema macular e descolamento da retina, podem levar a danos permanentes na retina e perda visual em olhos com OT. A OT é diagnosticada clinicamente através da identificação de sinais clínicos no exame oftalmológico. Os testes serológicos, como o ensaio de imunoabsorção enzimática (ELISA) para a deteção de anticorpos séricos contra as larvas de Toxocara, podem confirmar o diagnóstico. Além disso, a imunoglobulina E no soro e a deteção de anticorpos anti-Toxocara no fluido ocular por ELISA podem dar uma ajuda adicional ao diagnóstico. O tratamento padrão da OT é o corticosteroide em doentes com inflamação intraocular ativa. Embora o papel da terapêutica anti-helmíntica não seja claro, foram relatados resultados favoráveis com a terapêutica combinada de corticosteróides e albendazol em olhos com inflamação ativa. A prevenção, através de uma maior sensibilização do público e da redução do risco de infeção, também é importante. Recentemente, foi relatada a associação entre a ingestão de carne ou fígado não cozinhados e a toxocaríase, especialmente em doentes adultos.[12]

A toxocaríase ocular é uma infeção rara causada por vermes redondos, Toxocara canis e Toxocara cati. Foi reconhecida pela primeira vez como estando associada a cães na década de 1940. Afecta normalmente as crianças e pode levar a uma profunda perda de visão monocular, apesar das terapias médicas e cirúrgicas conhecidas. A sua prevalência foi estimada em determinadas populações e foi considerada rara. As apresentações incluem tipicamente uvietis posterior com sintomas e sinais como visão reduzida, fotofobia, moscas volantes, leucocoria e doença granulomatosa da retina. O tratamento inclui o alívio da inflamação, a eliminação do organismo agressor e a reparação das sequelas vitreorretinianas. O prognóstico está frequentemente correlacionado com a apresentação e o grau de presença de sequelas. A visão varia tipicamente entre 20/40 e 20/400, dependendo destes factores.

A toxocaríase é uma zoonose que resulta da infeção pelos vermes redondos comuns Toxocara canis e Toxocara cati. Existe em duas categorias principais, a larva migrans visceral (LMV) e a larva migrans ocular (LMO). Embora a seroprevalência, medida pelos níveis de anticorpos contra Toxocara nos Estados Unidos, tenha sido estimada em 13,9%, a infeção sintomática é significativamente menos comum, especialmente a LMV.

A prevalência desta doença foi medida em certas subpopulações, bem como na população em geral. Numa população de uveíticos do norte da Califórnia, verificou-se que 1% dos doentes tinha toxocaríase ocular. De acordo com o Morbidity and Mortality Weekly Report divulgado pelo CDC, de setembro de 2009 a setembro de 2010, houve 68 novos casos de toxocaríase ocular no país, com ênfase nos novos casos do Sul (57%). Há uma preocupação com a subnotificação e o diagnóstico incorreto. Um estudo realizado em uma grande instituição académica constatou que 26% dos retinoblastomas mal diagnosticados foram posteriormente identificados como toxocaríase.

Normalmente, esta doença manifesta-se em crianças e no início da adolescência, mas 23 estudos de caso encontraram doentes afectados com idades compreendidas entre os 8 e os 45 anos. Em 2010, o CDC registou uma idade média nos Estados Unidos de 8,1 anos, com uma variação de 1 a 60 anos de idade.

Infeção por vermes redondos, Toxocara canis ou Toxocara cati. Estes nemátodos vivem e amadurecem no intestino do cão ou do gato, respetivamente. Quando adulto, o organismo liberta ovos que são eliminados nas fezes. O contacto com materiais infectados leva à infeção humana.

Geofagia, exposição e posse de cachorros e gatinhos (especificamente cães e gatos jovens). Em cachorros com 2 a 6 meses de idade, a prevalência de Toxocara canis foi registada como sendo superior a 80%. Em cães com mais de um ano, este número desce para 20%.

Nos seres humanos, após o contacto com material fecal infetado, a lombriga migra por vários órgãos, mas não consegue atingir a maturidade sexual. Os processos inflamatórios reactivos levam ao encapsulamento do organismo. A larva migrans ocular resulta do facto de o ovo ingerido se desenvolver e migrar para o olho, causando doença local.

A maioria dos doentes é proprietária de um cão ou de um gato ou teve exposição aos mesmos. Os doentes sem esta história provavelmente estiveram em contacto com superfícies contaminadas sem o saberem ou são referidos como geofágicos pelos seus pais. A grande maioria dos doentes refere uma redução unilateral da visão, bem como outros sintomas típicos da uveíte, como a fotofobia.

A OLM é unilateral em 90% dos casos. A toxocaríase ocular apresenta-se tipicamente como uviete posterior, ou seja, doença granulomatosa da retina periférica (até 50%) ou central (até 25%). Outras apresentações comuns incluem endoftalmite (até 25%) e uveíte intermédia. Também está raramente associada a granulomas do disco ótico.

O sinal mais comum associado à toxocaríase ocular é a vitrite, que é identificada em mais de 90% dos doentes. Outros sinais de apresentação incluem leucocoria, injeção ocular e estrabismo.

Sintomas:
Diminuição da visão, dor, fotofobia e moscas volantes.
Diagnóstico clínico:
O OLM é, em grande parte, um diagnóstico clínico baseado na história.
Diagnóstico laboratorial:
Ao contrário da VLM, os doentes com OLM não apresentam tipicamente eosinofilia acentuada. O teste mais útil para a toxocaríase ocular é um ELISA.

O teste ELISA para o antigénio secretor excretor de Toxocara (TES) tem uma sensibilidade e especificidade de 90% para a LVM. A OLM não é tão facilmente detetável em análises de sangue periférico e, por isso, este teste é um apoio, mas não o padrão de ouro do diagnóstico em apresentações oculares. A especificidade é reduzida devido à reação cruzada com outras infecções helmínticas. Além disso, o valor deste teste é comprometido devido à elevada prevalência de seropositividade ao Toxocara sem infeção sintomática na população em geral. Num estudo, este ELISA foi considerado positivo em 50% dos doentes, negativo em 36,4% dos doentes e desconhecido em 13,6% dos doentes (N=22). Em particular, um doente deste estudo com um ELISA sérico negativo foi posteriormente considerado como tendo um ELISA aquoso positivo.

Diagnóstico diferencial:

- Retinoblastoma (neste caso, os exames B encontram tipicamente calcificações que são extremamente raras no OLM. Olhos não inflamados sem cataratas são também sugestivos de retinoblastoma).
- Doença de Coats
- Vasculatura fetal persistente
- Retinopatia da prematuridade
- Vitreoretinopatia Exsudativa Familiar
- Uveoretinite periférica idiopática
- Toxoplasmose
- Histoplasmose
- Neurite ótica

Gestão

O tratamento desta doença centra-se em três pontos principais:

- Minimizar a inflamação
- Eliminação do organismo agressor
- Tratamento das complicações vítreas e retinianas secundárias à infeção

Tratamento:

Terapia anti-inflamatória:

Os esteróides tópicos são normalmente utilizados para limitar a inflamação, de modo a evitar o desenvolvimento de membranas traccionais e os consequentes descolamentos da retina. Outras opções incluem injecções perioculares e medicação oral. No caso de inflamação do segmento anterior, são também utilizados cilindroplégicos para evitar a formação de sinéquias.

Terapia antiparasitária:

A utilização destes medicamentos não está comprovada no caso da toxocaríase ocular. Existe algum apoio à utilização de albendazol ou tiabendazol para erradicar o organismo. O albendazol é a preferência de alguns médicos, uma vez que tem uma maior penetração na barreira hemato-encefálica.

Cirurgia:

O CDC refere que 25% dos doentes que apresentam novos casos de toxocaríase ocular necessitam de cirurgia. A vitrectomia é o tratamento cirúrgico mais comum para a toxocaríase ocular. As indicações mais comuns para a intervenção cirúrgica são a opacificação vítrea persistente, a hemorragia, o descolamento traccional da retina e as membranas epiretinianas. Outras indicações para a cirurgia da retina incluem os descolamentos de retina regmatogénicos. Os descolamentos de retina traccionados são mais comuns em casos que incluem granulomas localizados na retina periférica.

Sequelas:

A lista de sequelas desta doença inclui mais frequentemente edema macular cistoide, descolamento da retina por tração, membranas epiretinianas e cataratas. Mais raramente, a OLM também tem sido associada a membrana retro lenticular, descolamento regmatogénico da retina, membrana da cápsula anterior do cristalino e buracos maculares.

Prognóstico:

O prognóstico é tipicamente excelente para os doentes sem sequelas. Estes casos são, na sua maioria, auto-limitados ou controlados com tratamento médico. Foi identificado que a acuidade visual mediana depende da apresentação. Uma acuidade visual mediana de 20/50 foi associada a apresentações de doentes com granulomas do pólo posterior. Os doentes com granulomas periféricos tinham uma acuidade visual mediana de 20/70 e as apresentações com endofalmite estavam associadas a uma acuidade visual mediana entre 20/200 e 20/400.

Os que requerem intervenção cirúrgica têm normalmente um pior prognóstico e acuidade visual. Em casos muito raros, o Toxocara ocular tem sido associado à ausência de perceção da luz. [13]

Oncocercose

- A oncocercose, vulgarmente conhecida como "cegueira dos rios", é causada pelo verme parasita Onchocerca volvulus.
- É transmitida aos seres humanos através da exposição a picadas repetidas de moscas negras infectadas do género Simulium.
- Os sintomas incluem comichão intensa, condições de pele desfigurantes e deficiência visual, incluindo cegueira permanente.
- Mais de 99% das pessoas infectadas vivem em 31 países africanos. A doença também existe em alguns focos na América Latina e no Iémen.
- O tratamento com ivermectina dirigido à comunidade é a estratégia principal para eliminar a oncocercose em África. Nas Américas, a estratégia é o tratamento bianual em grande escala com ivermectina.
- Em julho de 2016, a Guatemala tornou-se o quarto país do mundo, depois da Colômbia (2013), do Equador (2014) e do México (2015), a ser considerado livre de oncocercose, depois de ter implementado com sucesso actividades de eliminação durante décadas. [14]

A oncocercose é uma doença ocular e cutânea causada por um verme (filária) conhecido cientificamente como Onchocerca volvulus. É transmitida aos seres humanos através da picada de uma mosca negra (espécie simulium). Estas moscas reproduzem-se em ribeiros e rios de caudal rápido, aumentando o risco de cegueira para os indivíduos que vivem nas proximidades, daí o nome vulgarmente conhecido de "cegueira dos rios". No corpo humano, a fêmea adulta do verme (macrofilária) produz milhares de vermes bebés ou larvas (microfilárias) que migram para a pele e para o olho.

Consequências da doença:
A morte das microfilárias é muito tóxica para a pele e para os olhos, produzindo comichão terrível e várias manifestações oculares (lesões). Após anos repetidos de exposição, estas lesões podem levar a cegueira irreversível e a doenças de pele desfigurantes, por vezes designadas por pele de "leopardo" e pele de "lagarto". Em algumas comunidades da África Ocidental, cerca de 50% dos homens com mais de 40 anos ficaram cegos devido à doença. Por fim, as pessoas fugiram dos vales férteis dos rios para se instalarem em terras altas menos produtivas. Assim, as perdas económicas anuais foram estimadas, na década de 1970, em 30 milhões de dólares.

Distribuição:
A distribuição da oncocercose está ligada à localização das moscas negras, que se encontram naturalmente perto dos ribeiros e rios de curso rápido nas zonas intertropicais. Por isso, cerca de 90% da doença ocorre em África. A oncocercose também se encontra em seis países da América Latina e no Iémen, na Península Arábica, onde se crê que a doença foi exportada pelo comércio de escravos. [15]

As infecções oncocercóticas encontram-se em climas tropicais. O principal fardo encontra-se em 30 países da África Subsariana, embora o parasita se encontre em áreas limitadas nas Américas e no Iémen, no Médio Oriente. Nas Américas, a transmissão da oncocercose foi interrompida em 11 dos 13 focos. As intervenções para limitar a transmissão foram interrompidas na Colômbia em 2008, no Equador em 2010, no México em 2012 e na Guatemala em 2012. A transmissão e as intervenções para limitar a transmissão continuam numa zona da Venezuela e numa zona do Brasil. A Organização Mundial de Saúde (OMS) estima que pelo menos 25 milhões de pessoas estão infectadas com *O. volvulus* em todo o mundo; destas pessoas, 300 000 são cegas e 800 000 têm algum tipo de deficiência visual. Cerca de 123 milhões de pessoas correm o risco de serem infectadas com o parasita.

As pessoas com maior risco de contrair oncocercose são as que vivem perto de riachos ou rios onde há moscas negras *Simulium*. A maior parte das zonas onde se encontram moscas negras são zonas agrícolas rurais na África Subsariana. Normalmente, são necessárias muitas picadas para se ser infetado, pelo que as pessoas que viajam por curtos períodos de tempo (geralmente menos de 3 meses) para áreas onde se encontra o parasita têm poucas probabilidades de serem infectadas com *O. volvulus*. Os viajantes para áreas de risco com maior probabilidade de serem infectados são os missionários de longa duração, o Corpo da Paz e outros voluntários de longa duração, e os investigadores de campo. [16]

Ciclo de vida:

Onchocerca volvulus

Blackfly Stages

Human Stages

1 Blackfly (genus *Simulium*) takes a blood meal (L3 larvae enter bite wound)

9 Migrate to head and blackfly's proboscis

8 L3 larvae

7 L1 larvae

6 Microfilariae pentrate blackfly's midgut and migrate to thoracic muscles

5 Blackfly takes a blood meal (ingests microfilariae)

2 Subcutaneous tissues

3 Adults in subcutaneous nodule

4 Adults produce unsheathed microfilariae that typically are found in skin and in lymphatics of connective tissues, but also occasionally in peripheral blood, urine, and sputum.

△ = Infective Stage
△ = Diagnostic Stage

CDC
SAFER·HEALTHIER·PEOPLE

Durante uma refeição de sangue, uma mosca negra infetada (género *Simulium*) introduz larvas filarióides de terceiro estádio na pele do hospedeiro humano, onde penetram na ferida da picada O. Nos tecidos subcutâneos, as larvas desenvolvem-se em filárias adultas, que residem normalmente em nódulos nos tecidos conjuntivos subcutâneos O. Os adultos podem viver nos nódulos durante aproximadamente 15 anos. Alguns nódulos podem conter numerosos vermes machos e fêmeas. As fêmeas medem 33 a 50 cm de comprimento e 270 a 400 pm de diâmetro, enquanto os machos medem 19 a 42 mm por 130 a 210 pm. Nos nódulos subcutâneos, os vermes fêmeas são capazes de produzir microfilárias durante aproximadamente 9 anos. As microfilárias, que medem 220 a 360 pm por 5 a 9 pm e não estão revestidas, têm uma duração de vida que pode atingir os 2 anos. São ocasionalmente encontradas no sangue periférico, na urina e na expetoração, mas encontram-se normalmente na pele e nos linfáticos dos tecidos conjuntivosO. Uma mosca negra ingere as microfilárias durante uma refeição de sangueG. Após a ingestão, as microfilárias migram do intestino médio da mosca negra através do hemocelo para os músculos torácicosG. Aí, as microfilárias desenvolvem-se em larvas de primeiro estádio e, subsequentemente, em larvas de terceiro estádio

larvas infectantesO. As larvas infectantes de terceira fase migram para a probóscide da mosca negra e podem infetar outro ser humano quando a mosca se alimenta de sangue.[17]

Patologia:

As moscas negras que transmitem o parasita picam durante o dia. As moscas negras fêmeas precisam de ingerir sangue para a ovulação, pelo que se alimentam de seres humanos. Se uma mosca negra picar uma pessoa infetada, as larvas da oncocercose podem ser ingeridas pela mosca negra, após o que migram para os músculos de voo. As larvas desenvolvem-se no interior da mosca negra e tornam-se infecciosas para os seres humanos em cerca de 10 a 12 dias. Migram para as partes que picam da mosca, onde podem ser transmitidas aos seres humanos quando esta pica novamente.

Os seres humanos são infectados quando as moscas negras depositam larvas infectantes *de Onchocerca* na pele ao picarem para extrair sangue. Uma vez dentro do corpo humano, as larvas transformam-se em adultos em cerca de 3 meses a 1 ano. A maioria das fêmeas adultas vive em nódulos fibrosos sob a pele e, por vezes, perto dos músculos e das articulações. Os vermes machos adultos encontram-se normalmente junto das fêmeas. Os nódulos formam-se à volta dos vermes como parte da interação entre o parasita e o seu hospedeiro humano. Dentro dos nódulos, os vermes estão relativamente a salvo da resposta imunitária humana. Quando adultas, as fêmeas produzem milhares de novas larvas diariamente. As larvas tornam-se detectáveis na pele 10 a 20 meses após a infeção inicial. Os vermes adultos podem viver até 15 anos dentro do corpo humano e as suas larvas têm um tempo de vida de até 2 anos.

Algumas pessoas não apresentam sintomas quando infectadas com *O. volvulus*, uma vez que as larvas podem migrar através do corpo humano sem provocar uma resposta do sistema imunitário. Mas muitas pessoas têm sintomas, que incluem erupções cutâneas com comichão, nódulos sob a pele e alterações da visão. Pode ocorrer inchaço não doloroso dos gânglios linfáticos, mas isso não é comum. A maioria dos sintomas da oncocercose é causada pela resposta do corpo às larvas mortas ou moribundas. A inflamação causada na pele, para além de provocar comichão, pode resultar em danos a longo prazo na pele. Isto pode causar alterações na cor da pele que resultam num aspeto de "pele de leopardo" e pode causar adelgaçamento da pele com perda de tecido elástico que dá à pele um aspeto de "papel de cigarro" e pode contribuir para condições como a "virilha pendente". A inflamação causada pelas larvas que morrem no olho resulta inicialmente em lesões reversíveis na córnea que, sem tratamento, progridem para uma opacidade permanente da córnea, resultando em cegueira. Também pode haver inflamação do nervo ótico, resultando em perda de visão, particularmente da visão periférica, e eventualmente cegueira. [18]

Diagnóstico:

O diagnóstico da oncocercose pode ser difícil em infecções ligeiras, que são mais comuns em pessoas que viajaram para as zonas afectadas, mas não são residentes nas mesmas. O diagnóstico pode ser efectuado de várias formas:

- O método mais comum de diagnóstico é o corte da pele. É efectuado um corte de 1 a 2 mg ou uma biopsia da pele para identificar as larvas, que emergem da pele quando esta é colocada em soluções fisiológicas (por exemplo, solução salina normal). Normalmente, são efectuados 6 cortes em diferentes áreas do corpo. A reação em cadeia da polimerase (PCR) da pele pode permitir o diagnóstico se as larvas não forem visualizadas.

- Nos doentes com nódulos na pele, o nódulo pode ser removido cirurgicamente e examinado para detetar vermes adultos.

- As infecções oculares podem ser diagnosticadas através de um exame com lâmpada de fenda da parte anterior do olho, onde as larvas ou as lesões que provocam são visíveis.

- Foram desenvolvidos testes de anticorpos para testar a infeção, embora não estejam amplamente disponíveis nos Estados Unidos. Estes testes não conseguem distinguir entre infecções passadas e actuais, pelo que não são tão úteis em pessoas que viveram em áreas onde o parasita existe, mas são úteis em visitantes dessas áreas. Alguns dos testes são gerais para detetar a infeção por qualquer parasita filarial e outros são mais específicos para a oncocercose. [19]

Tratamento:

As pessoas infectadas com *O. volvulus* devem ser tratadas para evitar lesões cutâneas e cegueira a longo prazo. O tratamento recomendado é a ivermectina, que terá de ser administrada de 6 em 6 meses durante o tempo de vida dos vermes adultos ou enquanto a pessoa infetada apresentar indícios de infeção cutânea ou ocular. A ivermectina mata as larvas e impede-as de causar danos, mas não mata os adultos. Existe um novo tratamento prometedor com doxiciclina que mata os vermes adultos ao matar a bactéria *Wolbachia*, da qual os vermes adultos dependem para sobreviver. Se estiver infetado, é possível que o seu médico queira tratá-lo tanto com a ivermectina como com o novo tratamento. No entanto, antes de iniciar qualquer tratamento, é necessário certificar-se de que não está também infetado com *Loa loa*, outro parasita filarial que se encontra na África Central e que, por vezes, é encontrado nas mesmas áreas onde se encontra *O. volvulus*, porque *o Loa loa* pode ser responsável por efeitos secundários graves aos medicamentos utilizados para tratar a oncocercose. [20]

Prevenção e controlo:

Não existem vacinas ou medicamentos disponíveis para evitar a infeção por *O. volvulus*. Os melhores esforços de prevenção incluem medidas de proteção pessoal contra insectos que picam. Isto inclui o uso de repelente de insectos como o N, N-Dietil-meta-toluamida (DEET) na pele exposta, o uso de mangas compridas e calças compridas durante o dia, quando as moscas negras picam, e o uso de vestuário tratado com permetrina. [21]

Capítulo 6

Loiasis

A loíase, chamada pela maioria das pessoas de lombriga africana, é causada pelo verme parasita *Loa loa*. É transmitida aos seres humanos através das picadas repetidas de moscas-dos-cervos (também conhecidas como moscas da manga ou moscas do mangue) do género *Chrysops*. As moscas que transmitem o parasita reproduzem-se em certas florestas tropicais da África Ocidental e Central. A infeção com o parasita também pode causar episódios repetidos de inchaços com comichão no corpo, conhecidos como inchaços de Calabar. [22]

Epidemiologia e factores de risco:

Os parasitas *Loa loa* encontram-se na África Ocidental e Central. Dez países têm zonas onde existem taxas elevadas de infeção (ou seja, onde mais de 40% das pessoas que vivem nessa zona declaram ter tido vermes oculares no passado). Estima-se que 14,4 milhões de pessoas vivam nestas zonas com elevadas taxas de infeção. Outros 15,2 vivem em zonas onde 20-40% das pessoas declaram ter tido vermes oculares no passado.

As pessoas que correm maior risco de contrair a Loíase são as que vivem em certas florestas tropicais da África Ocidental e Central. As moscas dos veados que transmitem o parasita aos seres humanos picam geralmente durante o dia e são mais comuns durante a estação das chuvas. São atraídas pelo movimento das pessoas e pelo fumo das fogueiras. As plantações de borracha são zonas onde se podem encontrar mais moscas-dos-cavalos. Normalmente, as moscas não entram nas casas, mas podem ser atraídas por casas bem iluminadas.

Os viajantes têm mais probabilidades de serem infectados se estiverem em zonas onde são picados por moscas-dos-cervos durante muitos meses, embora ocasionalmente sejam infectados mesmo que estejam numa zona afetada durante menos de 30 dias.

O risco de infeção depende do número de picadas recebidas, do número de moscas infectadas na zona que visita e da duração da sua estadia na zona. [23]

Ciclo de vida

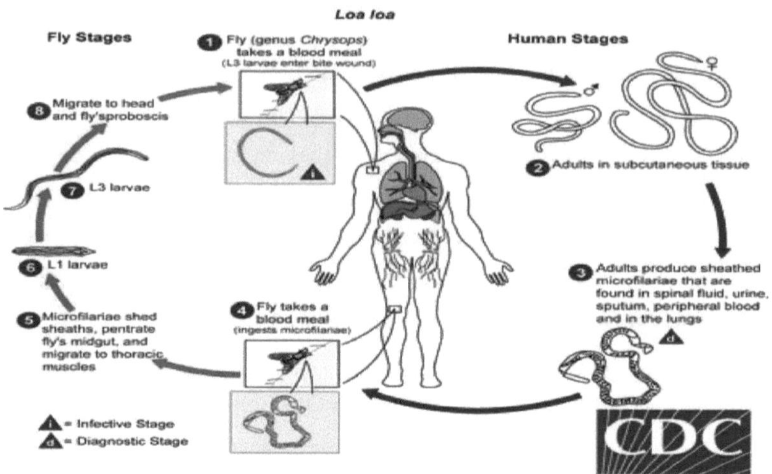

O vetor da filariose de *Loa loa* são as moscas de duas espécies do género *Chrysops*, *C. silacea* e *C. dimidiata*. Durante uma refeição de sangue, uma mosca infetada (género *Chrysops*, moscas que picam o dia) introduz larvas filarióticas de terceira fase na pele do hospedeiro humano, onde penetram na ferida da picadaO. As larvas desenvolvem-se em adultos que residem normalmente no tecido subcutâneoG. Os vermes fêmeas medem 40 a 70 mm de comprimento e 0,5 mm de diâmetro, enquanto os machos medem 30 a 34 mm de comprimento e 0,35 a 0,43 mm de diâmetro. Os adultos produzem microfilárias medindo 250 a 300 pm por 6 a 8 pm, que são revestidas e têm periodicidade diurna. As microfilárias foram recuperadas de fluidos espinais, urina e expetoração. Durante o dia, são encontradas no sangue periférico, mas durante a fase de não-circulação, são encontradas nos pulmõesG. A mosca ingere as microfilárias durante uma refeição de sangueG. Após a ingestão, as microfilárias perdem as suas bainhas e migram do intestino médio da mosca através do hemocelo para os músculos torácicos do artrópodeG.

Aí, as microfilárias desenvolvem-se em larvas de primeiro estádio 0e, subsequentemente, em larvas infectantes de terceiro estádioO. As larvas infectantes de terceiro estádio migram para a probóscide da mosca e podem infetar outro ser humano quando a mosca toma uma refeição de sangue. [24]

Doença:

As moscas-dos-cavalos (género *Chrysops*) que transmitem *a Loa loa* aos seres humanos picam durante o dia. Se uma mosca comer sangue infetado de um ser humano infetado, as larvas (parasitas não adultos) infectarão as células do seu abdómen. Após 7-12 dias, as larvas desenvolvem a capacidade de infetar os seres humanos. Depois, as larvas deslocam-se para as partes da boca da mosca. Quando a mosca rompe a pele de um ser humano para se alimentar de sangue, as larvas entram na ferida e começam a deslocar-se pelo corpo da pessoa.

São necessários cerca de cinco meses para que as larvas se transformem em vermes adultos dentro do corpo humano. As larvas só se podem tornar adultas dentro do corpo humano. Os vermes adultos vivem entre as camadas de tecido conjuntivo (por exemplo, ligamentos, tendões) sob a pele e entre as finas camadas de tecido que cobrem os músculos (fáscia). As fêmeas fertilizadas podem produzir milhares de microfilárias por dia. As microfilárias deslocam-se então para os vasos linfáticos do corpo (os vasos linfáticos contêm as células sanguíneas que combatem a infeção). Por fim, deslocam-se para os pulmões, onde passam a maior parte do tempo. Estas microfilárias entram no sangue de vez em quando, normalmente por volta do meio-dia. São necessários cinco ou mais meses para que as microfilárias sejam encontradas no sangue depois de alguém ser infetado com *Loa loa*. As microfilárias podem viver até um ano no corpo humano. Se não forem consumidas numa refeição de sangue por uma mosca-dos-cervos, morrerão. Os vermes adultos podem viver até 17 anos no corpo humano e podem continuar a produzir novas microfilárias durante grande parte desse tempo.

A maior parte das pessoas com Loíase não apresenta quaisquer sintomas. As pessoas que são infectadas quando visitam zonas com loíase, mas que não vêm de zonas onde a loíase se encontra (viajantes), têm maior probabilidade de apresentar sintomas. As manifestações mais comuns da doença são os inchaços de Calabar e o verme do olho. As tumefacções do Calabar são tumefacções localizadas, não sensíveis, que se encontram normalmente nos braços e pernas e perto das articulações. A comichão pode ocorrer à volta da área do inchaço ou pode ocorrer em todo o corpo. O verme do olho é o movimento visível do verme adulto na superfície do olho. O verme do olho pode causar congestão ocular, comichão, dor e sensibilidade à luz. Embora o verme do olho possa ser assustador, dura menos de uma semana (muitas vezes apenas horas) e normalmente causa muito poucos danos ao olho. As pessoas com Loíase podem ter comichão por todo o corpo (mesmo quando não têm inchaços de Calabar), urticária, dores musculares, dores nas articulações e cansaço. Por vezes, os vermes adultos podem ser vistos a mover-se sob a pele. Por vezes, nas análises ao sangue, encontram-se números elevados de células sanguíneas chamadas eosinófilos. Algumas pessoas que estão infectadas durante muitos anos podem desenvolver lesões renais

O desenvolvimento de lesões renais permanentes não é comum. Outras manifestações raras incluem inchaços dolorosos dos gânglios linfáticos, inchaços escrotais, inflamação de partes dos pulmões, colecções de líquido à volta do pulmão e cicatrizes no músculo cardíaco. [25]

Diagnóstico:

Nas pessoas que foram picadas pelas moscas que transportam *a Loa loa* em áreas onde se sabe que existe *Loa loa*, o diagnóstico pode ser feito das seguintes formas:

- Identificação do verme adulto por um microbiologista ou patologista após a sua remoção de debaixo da pele ou do olho

- Identificação de um verme adulto no olho por um profissional de saúde

- Identificação das microfilárias num esfregaço de sangue colhido do doente entre as 10 e as 14 horas

O diagnóstico da Loíase pode ser difícil, especialmente em infecções ligeiras em que há muito poucas microfilárias no sangue. O exame de sangue especializado não está amplamente disponível nos Estados Unidos. Um teste de sangue de anticorpos positivo em alguém sem sintomas significa apenas que a pessoa foi infetada em algum momento da sua vida. Não significa que a pessoa ainda tenha parasitas vivos no seu corpo. [26]

Tratamento:

As decisões sobre o tratamento da loíase podem ser difíceis e requerem frequentemente o aconselhamento de um especialista em doenças infecciosas ou em medicina tropical. Embora a remoção cirúrgica dos vermes adultos que se deslocam sob a pele ou através do olho possa ser efectuada para aliviar a ansiedade, a loiasis não é curada apenas por cirurgia. Existem dois medicamentos que podem ser utilizados para tratar a infeção e controlar os sintomas. O tratamento de eleição é a dietilcarbamazina (DEC), que mata as microfilárias e os vermes adultos. O albendazol é por vezes utilizado em doentes que não ficam curados com vários tratamentos com DEC. Pensa-se que mata os vermes adultos. Algumas pessoas com infecções graves correm o risco de sofrer uma inflamação cerebral quando tratadas com DEC. Isto pode causar coma ou, por vezes, a morte. As pessoas com infecções graves têm de ser tratadas por especialistas experientes. Por vezes, é necessário tratar primeiro outras condições médicas para que a utilização de DEC seja mais segura. Por vezes, o tratamento não é recomendado. [27]

Prevenção e controlo:

Não existem programas para controlar ou eliminar a loíase nas áreas afectadas. O risco de infeção pode ser menor em áreas onde as comunidades recebem tratamento regular para a oncocercose ou a filariose linfática.

Não existem vacinas que o protejam da leucose. Se vai estar numa área com loíase durante um longo período de tempo, a dietilcarbamazina (DEC) - 300 mg tomados uma vez por semana - pode reduzir o risco de infeção. Evitar áreas onde se encontram as moscas-dos-cervos, como áreas lamacentas e sombreadas ao longo dos rios ou à volta de fogueiras, também pode reduzir o risco de infeção. Pode reduzir o risco de picadas utilizando repelentes de insectos que contenham DEET (N,N-Dietil-meta-toluamida) e vestindo mangas compridas e calças compridas durante o dia, que é quando as moscas picam. Tratar as suas roupas com permetrina também pode ajudar. [28]

Miíase ocular:

A miíase é uma infestação da pele por larvas em desenvolvimento (larvas) de uma variedade de espécies de moscas (*myia* é a palavra grega para mosca) da ordem dos artrópodes Diptera. Em todo o mundo, as moscas mais comuns que causam a infestação humana são *a Dermatobia hominis* (mosca do boto humano) e *a Cordylobia anthropophaga* (mosca do tumbu). [29]

A miíase do olho humano ou oftalmomiíase pode ser causada pela *Hypoderma tarandi*, uma mosca parasita do caribu. Sabe-se que pode provocar uveíte, glaucoma e descolamento da retina.]A oftalmomiíase humana, tanto externa como interna, tem sido causada pelas larvas da mosca-botão. [30]

Os sintomas da miíase ocular externa incluem sensação aguda de corpo estranho ocular, irritação, vermelhidão, lacrimejamento e fotofobia e redução da acuidade visual. Os sinais incluem edema das pálpebras com eritema, edema conjuntival, hemorragias, quemose e queratite pontuada superficial. Estas caraterísticas clínicas podem ser confundidas com uma celulite periorbital.

O tratamento da oftalmomiíase externa inclui a remoção mecânica das larvas. Foi recomendada a utilização de anestésicos tópicos ou de um agente anticolinesterásico, ou ambos, que paralisam as larvas para facilitar a sua remoção. A parafina líquida também tem sido utilizada. Esta corta o fornecimento de oxigénio, matando assim as larvas. É prudente remover prontamente as larvas da conjuntiva. Os esteróides tópicos e os antibióticos aliviam os sintomas e previnem a infeção bacteriana secundária, respetivamente. A ivermectina tópica demonstrou ser eficaz no tratamento da miíase. Recomenda-se um exame de acompanhamento para evitar a possível complicação da oftalmomiase interna. [31]

Cisticercose ocular

O Cysticercus cellulosae, a forma larvar da ténia do porco *Taenia solium,* é o organismo causador da cisticercose, em que os seres humanos são os hospedeiros intermédios no ciclo de vida.

O Cysticercus cellulosae pode ficar encistado em vários tecidos corporais, geralmente nos olhos, no sistema nervoso central (SNC) e nos tecidos subcutâneos. Pode produzir-se uma reação imunológica com sinais e sintomas inflamatórios bastante intensos e as estruturas circundantes podem ser comprimidas.

A cisticercose ocular pode ser extraocular (nos tecidos subconjuntivais ou orbitais) ou intraocular (no vítreo, no espaço sub-retiniano ou na câmara anterior).

Fisiopatologia:

Os seres humanos são os hospedeiros intermédios da *T. solium* e os suínos são os hospedeiros definitivos. Um quisto de larva de ténia (cisticerco) é ingerido com carne de porco infetada mal cozinhada; a larva escapa do quisto e passa para o intestino delgado, onde se fixa à mucosa com ventosas de escólex. As proglótides contendo ovos desenvolvem-se à medida que o verme amadurece em 3-4 meses. O verme adulto pode viver no intestino delgado durante 25 anos sem apresentar sintomas (taeníase) e passar proglótides grávidas intermitentemente com as fezes. Os ovos que saem das proglótides contaminam e persistem na vegetação, onde os porcos os consomem. Os embriões *de T solium* penetram na mucosa gastrointestinal do hospedeiro animal e são depois disseminados por via hematogénica para os tecidos periféricos, com a consequente formação de quistos larvares (cisticercos).

A cisticercose humana ocorre quando os ovos *de T solium* são ingeridos através da transmissão fecal-oral de um hospedeiro de ténia. O ser humano torna-se então um hospedeiro intermediário acidental. Estas oncosferas (larvas primárias) penetram na mucosa intestinal e entram no sistema circulatório. Ocorre disseminação hematogénica para os tecidos neurais, musculares e oculares. Nestes tecidos, as oncosferas desenvolvem-se em larvas secundárias (ou seja, os cisticercos).

O período de incubação pode variar de meses a anos. A resposta inflamatória do hospedeiro aos cisticercos depende da capacidade do parasita de escapar à imunidade do hospedeiro; por conseguinte, a inflamação restringe-se aos cistos em degeneração, cuja capacidade de escapar às defesas do hospedeiro está a enfraquecer. A ausência de inflamação ocorre tanto em cistos saudáveis (doença ativa) quanto naqueles que involuíram (doença inativa). Após a involução, os quistos sofrem alterações granulomatosas e apresentam calcificação.

A cisticercose afecta cerca de 50 milhões de pessoas em todo o mundo. A cisticercose ocular é endémica em zonas tropicais, como a África subsariana, a Índia e a Ásia Oriental. Outras áreas endémicas incluem o México e a América Latina. A incidência notificada de envolvimento ocular varia entre 10-30% em áreas endémicas. Alguns estudos europeus registam uma maior incidência de cisticercose ocular do que de neurocisticercose. Nos países ocidentais, o local mais comum de envolvimento na cisticercose ocular é o subretiniano. Na Índia, tanto a cisticercose intraocular como a cisticercose extraocular são observadas com uma frequência quase igual.

A cisticercose pode causar uma perda visual significativa, especialmente se o quisto estiver localizado intra-ocularmente ou estiver a comprimir o nervo ótico. A incidência é mais comum nas populações asiáticas e latino-americanas, nas quais a cisticercose é endémica. A cisticercose orbital afecta mais frequentemente indivíduos com idades compreendidas entre os 10 e os 30 anos"[32] anos.

Os cisticercos podem alojar-se em qualquer parte do tecido ocular e extraocular. O envolvimento associado do parênquima cerebral é bastante raro. A apresentação clínica, o tratamento e o resultado dependem principalmente da localização do quisto.[33]

Equinococose intraocular

É apresentado o caso de um rapaz de 2 anos de idade com um quisto hidático subretiniano jovem no olho esquerdo. Sem inflamação. Estava presente um estrabismo convergente secundário. O diagnóstico foi efectuado através de um teste intra-cutâneo positivo de Casoni.[34]

Doença de Chagas (tripanossomíase americana)

A doença de Chagas é causada pelo parasita *Trypanosoma cruzi*, que é transmitido aos animais e às pessoas por insectos vectores que se encontram apenas nas Américas (principalmente nas zonas rurais da América Latina, onde a pobreza é generalizada). A doença de Chagas (infeção por *T. cruzi*) também é conhecida como tripanossomíase americana.

Estima-se que cerca de 8 milhões de pessoas no México, na América Central e na América do Sul tenham a doença de Chagas, a maioria das quais não sabe que está infetada. Se não for tratada, a infeção prolonga-se por toda a vida e pode ser fatal.

O impacto da doença de Chagas não se limita às zonas rurais da América Latina em que ocorre a transmissão por vectores. Os movimentos populacionais em grande escala das zonas rurais para as zonas urbanas da América Latina e para outras regiões do mundo aumentaram a distribuição geográfica e alteraram a epidemiologia da doença de Chagas. Nos Estados Unidos e noutras regiões onde a doença de Chagas é agora encontrada mas não é endémica, as estratégias de controlo devem centrar-se na prevenção da transmissão por transfusão de sangue, transplante de órgãos e de mãe para filho (transmissão congénita).

Transmissão

As pessoas podem ser infectadas de várias formas. Nas zonas endémicas da doença de Chagas, a principal forma de contágio é através da transmissão por vectores. Os insectos vectores são os chamados triatomíneos. Estes insectos sugadores de sangue são infectados ao morderem um animal ou uma pessoa infetada. Uma vez infectados, os insectos transmitem os parasitas *T. cruzi* nas suas fezes. Os insectos são encontrados em casas feitas de materiais como lama, adobe, palha e palha de palmeira. Durante o dia, os insectos escondem-se em fendas nas paredes e nos telhados. Durante a noite, quando os habitantes estão a dormir, os insectos emergem. Como tendem a alimentar-se do rosto das pessoas, os triatomíneos são também conhecidos como "percevejos beijoqueiros". Depois de morderem e ingerirem sangue, defecam sobre a pessoa. A pessoa pode ficar infetada se os parasitas *T. cruzi* presentes nas fezes dos triatomíneos entrarem no corpo através das membranas mucosas ou de fissuras na pele. A pessoa desavisada e adormecida pode acidentalmente coçar ou esfregar as fezes na ferida da picada, nos olhos ou na boca.

As pessoas também podem ser infectadas através de:

- transmissão congénita (de uma mulher grávida para o seu bebé);
- transfusão de sangue;
- transplante de órgãos;
- transplante de órgãos;
- consumo de alimentos não cozinhados contaminados com fezes de insectos; e

Exposição acidental em laboratório. Em geral, considera-se seguro amamentar mesmo que a mãe tenha a doença de Chagas. No entanto, se a mãe tiver mamilos gretados ou sangue no leite materno, deve extrair e descartar o leite até que os mamilos cicatrizem e o sangramento desapareça.

A doença de Chagas não se transmite de pessoa para pessoa, como uma constipação ou gripe, nem através do contacto casual com pessoas ou animais infectados. [35]

Epidemiologia e factores de risco:

A doença de Chagas, ou tripanossomíase americana, é causada pelo parasita *Trypanosoma cruzi*. A infeção é mais frequentemente adquirida através do contacto com as fezes de um triatomíneo infetado, um inseto sugador de sangue que se alimenta de seres humanos e animais.

A doença de Chagas é endémica em grande parte do México, da América Central e da América do Sul, onde se estima que estejam infectadas cerca de 8 milhões de pessoas. O inseto triatomíneo desenvolve-se em condições de habitação precárias (por exemplo, paredes de barro e telhados de colmo), pelo que, nos países endémicos, as pessoas que vivem em zonas rurais correm maior risco de contrair a infeção. Os esforços de saúde pública destinados a prevenir a transmissão diminuíram o número de novas pessoas infectadas e interromperam completamente a transmissão por vectores em algumas áreas. A infeção adquirida através de produtos sanguíneos, transplante de órgãos ou transmissão congénita continua a constituir uma ameaça. [36]

Biologia:

O parasita protozoário *Trypanosoma cruzi* causa a doença de Chagas, uma doença zoonótica que pode ser transmitida aos seres humanos por insectos triatomíneos sugadores de sangue.

Ciclo de vida:

Um inseto vetor triatomíneo infetado (ou inseto "beijador") toma uma refeição de sangue e liberta tripomastigotas nas suas fezes perto do local da ferida da picada. Os tripomastigotas entram no hospedeiro através da ferida ou através de membranas mucosas intactas, como a conjuntivaO. As espécies comuns de triatomíneos vetores da tripanossomíase pertencem aos géneros *Triatoma, Rhodnius* e *Panstrongylus*. No interior do hospedeiro, os tripomastigotas invadem as células próximas do local de inoculação, onde se diferenciam em amastigotas intracelularesO. Os amastigotas multiplicam-se por fissão binária O e diferenciam-se em tripomastigotas, sendo depois libertados na circulação como tripomastigotas da corrente sanguínea O. Os tripomastigotas infectam células de uma variedade de tecidos e transformam-se em amastigotas intracelulares em novos locais de infeção. As manifestações clínicas podem resultar deste ciclo infecioso. Os tripomastigotas da corrente sanguínea não se replicam (diferente dos tripanossomas africanos). A replicação só recomeça quando os parasitas entram noutra célula ou são ingeridos por outro vetor. O inseto "beijoqueiro" infecta-se ao alimentar-se de sangue humano ou animal que contenha parasitas em circulação. Os tripomastigotas ingeridos transformam-se em epimastigotas no intestino médio do vectorO. Os parasitas multiplicam-se e diferenciam-se no intestino médioO e diferenciam-se em tripomastigotas metacíclicos infecciosos no intestino grossoO.

O Trypanosoma cruzi também pode ser transmitido através de transfusões de sangue, transplante de órgãos, por via transplacentária e em acidentes de laboratório. [37]

Doença:

A doença de Chagas tem uma fase aguda e uma fase crónica. Se não for tratada, a infeção prolonga-se por toda a vida.

A doença de Chagas aguda ocorre imediatamente após a infeção, pode durar até algumas semanas ou meses, e os parasitas podem ser encontrados no sangue circulante. A infeção pode ser ligeira ou assintomática. Pode haver febre ou inchaço em torno do local de inoculação (onde o parasita entrou na pele ou na membrana mucosa). Raramente, a infeção aguda pode resultar numa inflamação grave do músculo cardíaco ou do cérebro e do revestimento à volta do cérebro. Após a fase aguda, a maioria das pessoas infectadas entra numa forma prolongada e assintomática da doença (designada por "crónica indeterminada"), durante a qual são encontrados poucos ou nenhuns parasitas no sangue. Durante este período, a maioria das pessoas não tem conhecimento da sua infeção. Muitas pessoas podem permanecer assintomáticas durante toda a vida e nunca desenvolver sintomas relacionados com a doença de Chagas. No entanto, estima-se que 20 a 30% das pessoas infectadas desenvolverão problemas médicos debilitantes e, por vezes, potencialmente fatais ao longo da vida.
As complicações da doença de Chagas crónica podem incluir:

- anomalias do ritmo cardíaco que podem causar morte súbita;

- um coração dilatado que não bombeia bem o sangue;

- Dilatação do esófago ou do cólon, que provoca dificuldades em comer ou defecar.

Em pessoas que têm o sistema imunitário suprimido (por exemplo, devido à SIDA ou à quimioterapia), a doença de Chagas pode reativar-se com parasitas encontrados no sangue circulante. Esta ocorrência pode potencialmente causar doença grave.

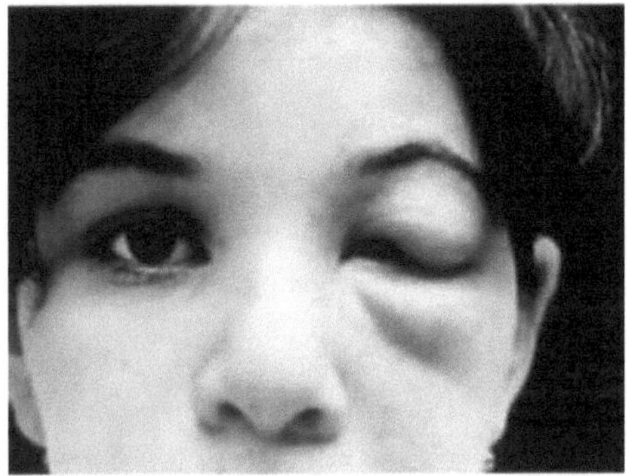

O sinal de Romana, o inchaço da pálpebra da criança, é um marcador da doença de Chagas aguda. O inchaço deve-se ao facto de as fezes do inseto terem sido acidentalmente esfregadas no olho, ou porque a ferida da picada estava no mesmo lado do rosto da criança que o inchaço. Foto cedida pela OMS/TDR.[38]

Diagnóstico:

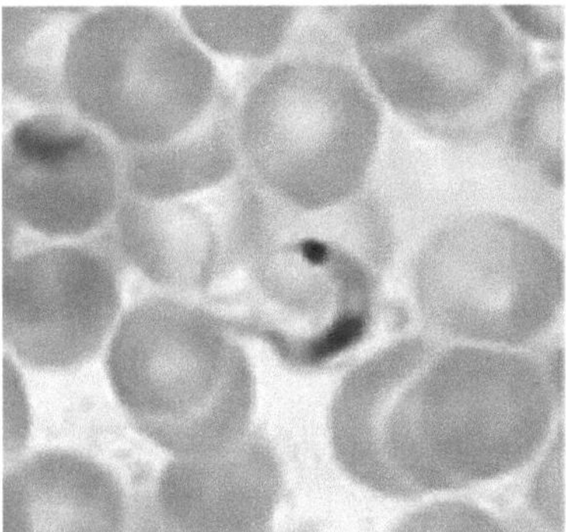

Parasita Trypanosoma cruzi num esfregaço de sangue fino. (Foto CDC)

O diagnóstico da doença de Chagas pode ser feito através da observação do parasita num esfregaço de sangue por exame microscópico. Um esfregaço de sangue espesso e fino é feito e corado para visualização dos parasitas. No entanto, o esfregaço de sangue só funciona bem na fase aguda da infeção, quando os parasitas são vistos a circular no sangue.

O diagnóstico da doença de Chagas crónica é feito após consideração dos achados clínicos do doente, bem como da probabilidade de estar infetado, como por exemplo ter vivido num país endémico.

O diagnóstico é geralmente efectuado através da realização de, pelo menos, dois testes serológicos diferentes. [39]

Tratamento:

O tratamento da doença de Chagas é recomendado para pessoas diagnosticadas no início da infeção (fase aguda), para infecções congénitas e para pessoas com o sistema imunitário debilitado. Muitos doentes com infeção crónica também podem beneficiar do tratamento.

Os doentes devem consultar o seu prestador de cuidados de saúde primários. Alguns doentes podem ser encaminhados para um especialista, como um cardiologista, gastroenterologista ou especialista em doenças infecciosas. [40]

Prevenção e controlo:

Nas zonas endémicas do México, da América Central e da América do Sul, a melhoria das habitações e a pulverização de inseticida dentro das habitações para eliminar os triatomíneos diminuíram significativamente a propagação da doença de Chagas. Além disso, o rastreio da doença de Chagas nas dádivas de sangue é outro importante instrumento de saúde pública para ajudar a prevenir a doença adquirida por transfusão. A deteção e o tratamento precoces de novos casos, incluindo os casos de mãe para filho (congénitos), também ajudarão a reduzir o peso da doença.

Nos Estados Unidos e noutras regiões onde a doença de Chagas se encontra atualmente mas não é endémica, as estratégias de controlo centram-se na prevenção da transmissão por transfusão de sangue, transplante de órgãos e de mãe para filho. [41]

Raramente Parasitas oftálmicos

As parasitoses oculares no homem são mais frequentes em zonas geográficas onde os factores ambientais e as más condições sanitárias favorecem o parasitismo entre o homem e os animais. As lesões oculares podem ser devidas a danos causados diretamente pelo agente patogénico infecioso, a patologia indireta causada por produtos tóxicos, ou à resposta imunitária incitada por infecções ou parasitismo ectópico. A epidemiologia das doenças oculares parasitárias reflecte o habitat dos parasitas causadores, bem como os hábitos e o estado de saúde do doente. Um exame ocular pode fornecer pistas sobre a doença/infeção subjacente, e a consciência das possibilidades de patologia relacionada com viagens pode esclarecer uma apresentação ocular.

A parasitose ocular no homem é mais prevalente em áreas geográficas onde os factores ambientais e as más condições sanitárias favorecem o parasitismo entre o homem e os animais. Nos últimos anos, a deslocação da população e o transporte rápido facilitaram a propagação de certas doenças parasitárias de áreas endémicas para áreas não endémicas. As vias de infeção para o homem variam consoante a espécie do parasita e os hospedeiros animais que infestam. As lesões oculares podem ser devidas a danos causados diretamente pelo agente patogénico infecioso, a patologia indireta causada por produtos tóxicos, a uma resposta imunitária provocada por infecções ou a um parasitismo ectópico das fases pré-adulta ou adulta.

A epidemiologia das doenças oculares parasitárias reflecte o habitat dos parasitas causadores, bem como os hábitos e o estado de saúde do doente. Devem também ser tidos em conta o saneamento local e a presença de um vetor de transmissão, bem como os ciclos de vida mais complicados dos parasitas e dos hospedeiros definitivos. A história alimentar deve ser considerada, uma vez que a maior parte da transmissão parasitária é feita através da contaminação dos alimentos e da água. O historial de viagens a zonas endémicas é importante para determinar a fonte de infeção. Por conseguinte, é importante que o clínico que avalia este grupo de doentes tenha conhecimento destes factores.

Um exame ocular pode fornecer pistas sobre a doença subjacente, e a consciencialização das possibilidades de patologia relacionada com viagens pode esclarecer uma apresentação ocular. O olho está envolvido numa variedade de infecções sistémicas e pode ser o foco primário de outras patologias. A maioria das doenças que afectam os olhos - para além das lesões - são infecciosas.

Nalgumas ocasiões, as lesões oftálmicas ocorrem como resultado do tratamento antiparasitário, como se tem verificado nas tentativas profilácticas e terapêuticas para tratar a malária [1, 2]. Fármacos como a hidroxicloroquina e a cloroquina podem afetar a visão devido aos seus efeitos tóxicos, que se devem à acumulação lenta dos fármacos no epitélio da retina, o que resulta numa perda visual irreversível. Tem havido muito debate e confusão sobre o tipo e a frequência do exame ocular nos doentes que tomam estes medicamentos.

Apesar de uma melhor compreensão das caraterísticas clínicas das doenças oculares inflamatórias e dos avanços nos testes de diagnóstico, os médicos devem manter um elevado índice de suspeita de doenças parasitárias infecciosas em doentes que se pensa terem envolvimento ocular inflamatório.

Giardíase

A giardíase, uma doença causada por protozoários, pode causar complicações oculares, incluindo alterações retinianas do tipo "sal e pimenta". Um estudo mostrou que as lesões assintomáticas e não progressivas da retina são particularmente comuns em crianças mais novas com giardíase. Este risco não parece estar relacionado com a gravidade da infeção, a sua duração ou a utilização de metronidazol, mas pode refletir uma predisposição genética.

O diagnóstico é confirmado pela deteção da fase de quisto no esfregaço fecal. O tratamento é o mesmo que para a infeção intestinal, ou seja, metronidazol.

Leishmaniose

A Leishmania spp. é um protozoário intracelular obrigatório que infecta cerca de 12 milhões de pessoas. Existem numerosas espécies dentro do género e a manifestação da doença é, em parte, específica da espécie.

Uma vez injetado nos seres humanos durante a refeição de sangue do mosquito da areia, o promastigota desenvolve-se num amastigota depois de ser engolido pelos macrófagos dos tecidos. Nestas células, os amastigotas replicam-se e podem disseminar-se sistémica ou cutaneamente.

A leishmaniose visceral, ou aquela que representa doença sistémica, é conhecida como calazar. As manifestações oculares do calazar são relativamente pouco frequentes e incluem coriorretinite, trombose da veia central da retina, irite, papilite e queratite. Para além disso, foram descritas hemorragias retinianas em forma de chama. Foi relatado o desenvolvimento de glaucoma após o tratamento bem-sucedido do calazar.

Os achados oculares na leishmaniose cutânea representam um fenómeno local resultante do local inicial da infeção perto do olho, com disseminação ocasional para o ducto lacrimal. A ptose pode ser uma das queixas apresentadas. Se a picada inicial ocorrer na mucosa conjuntival, a doença é denominada leishmaniose mucocutânea. Este estado pode levar a ulceração grave e possível perda do olho.

O diagnóstico da leishmaniose é feito através da demonstração direta dos organismos em esfregaços de tecido ou biópsia. Os amastigotas são geralmente demonstrados com bastante facilidade no caso de doença ocular cutânea ou mucocutânea. No entanto, os amastigotas não foram diretamente identificados em casos de doença ocular associada ao calazar. Quando presentes, as Leishmania spp. podem ser cultivadas em meio Novy, MacNeal, Nicolle's (N.N.N.), bem como em meio Schneider's Drosophila suplementado com 30% de soro fetal bovino. Embora disponíveis, os testes serológicos não são particularmente úteis para o diagnóstico de doenças cutâneas e mucocutâneas devido à reatividade cruzada com T. cruzi e Mycobacterium leprosum.

O tratamento de escolha é o antimónio pentavalente, estibogluconato de sódio 15-20mg por kg por dia IM ou IV durante 15-20 dias. Um segundo ou mesmo um terceiro tratamento com antimónio pentavalente pode ser administrado ao longo de 6-8 semanas se a cura não for progressiva.

Malária

Causada pela espécie Plasmodium e transmitida através da picada da fêmea do mosquito anopheles, esta doença infecciosa, por vezes fatal, tem achados caraterísticos no olho. Os sinais de malária falciparum no olho incluem branqueamento da retina, hemorragia da retina, papiledema e manchas de algodão. Muita investigação realizada em áreas endémicas mostrou uma correlação entre o papiloedema ou edema extramacular da retina (retinopatia) e um mau resultado em crianças com malária cerebral. Os estudos mostram que a retinopatia foi associada a morte subsequente e que o aumento da gravidade dos sinais retinianos estava relacionado com o aumento do risco de desfecho fatal. Outros estudos mostraram que as alterações da retina relacionadas com a obstrução microvascular eram comuns em adultos com malária falciparum grave e estavam correlacionadas com a doença, a gravidade e a vírgula. É importante sublinhar que, embora estes sinais indiquem a gravidade da doença, não alteram o tratamento medicamentoso da malária. O resultado em termos de visão em doentes com achados oftalmológicos e malária grave é geralmente bom. Os resultados dos exames da retina contribuíram para a compreensão da malária cerebral.

A quinacrina e a cloroquina são moléculas com a mesma cadeia lateral de alquilo mas com núcleos diferentes. Os efeitos fotobiológicos da quinacrina e da cloroquina são semelhantes em sistemas-modelo; assim, o desenvolvimento de uma maculopatia em forma de olho de boi com a ingestão de quinacrina é um efeito secundário potencial pouco surpreendente.

O diagnóstico definitivo da malária é feito através da identificação microscópica do parasita no esfregaço de sangue. Um esfregaço de sangue fino deve ser examinado durante pelo menos 15 minutos, ao passo que uma pesquisa de 5 minutos num esfregaço espesso deve revelar a presença de parasitas. A película espessa é o método mais eficaz de deteção de parasitas da malária, mas a sua interpretação requer um profissional experiente.

Os medicamentos antimaláricos podem ser classificados como (1) supressores, actuando sobre as fases assexuadas das células sanguíneas e impedindo o desenvolvimento de sintomas clínicos; (2) terapêuticos, actuando também sobre as formas assexuadas para tratar o ataque agudo; (3) cura radical, para destruição das formas EE; (4) gametocitocidas, para destruição dos gâmetas; (5) esporoniticidas, para medicamentos que tornam os gametócitos não infecciosos no mosquito.[42]

Referências

https://en.wikipedia.org/wiki/Human eye.
http://byjus.com/biology/structure-of-eye/
http://www.allaboutvision.com/resources/anatomy.htm
http://emedicine.medscape.com/article/211214-overview
http://eyewiki.aao.org/Acanthamoeba Ceratite
https://parasitesandvectors.biomedcentral.com/articles/10.1186/1756-3305-5-6
https://en.wikipedia.org/wiki/Sappinia diploidea
http://emedicine.medscape.com/article/2044905-overview
https://www.reviewofoptometry.com/article/the-many-faces-of-ocular-toxoplasmosis
https://www.reviewofophthalmology.com/article/how-to-diagnose-treat-ocular- toxoplasmose
https://en.wikipedia.org/wiki/Philophthalmus gralli
https://www.ncbi.nlm.nih.gov/pmc/articles/PMC4116038/
http://eyewiki.aao.org/Toxocariasis
http://www.who.int/mediacentre/factsheets/fs374/en/
http://www.who.int/blindness/partnerships/onchocerciasis disease information/en/
https://www.cdc.gov/parasites/onchocerciasis/epi.html
https://www.cdc.gov/parasites/onchocerciasis/biology.html
https://www.cdc.gov/parasites/onchocerciasis/disease.html
https://www.cdc.gov/parasites/onchocerciasis/diagnosis.html
https://www.cdc.gov/parasites/onchocerciasis/treatment.html
https://www.cdc.gov/parasites/onchocerciasis/prevent.html
https://www.cdc.gov/parasites/loiasis/
https://www.cdc.gov/parasites/loiasis/epi.html
https://www.cdc.gov/parasites/loiasis/biology.html
https://www.cdc.gov/parasites/loiasis/disease.html
https://www.cdc.gov/parasites/loiasis/diagnosis.html
https://www.cdc.gov/parasites/loiasis/treatment.html
https://www.cdc.gov/parasites/loiasis/prevent.html
http://emedicine.medscape.com/article/1491170-overview
https://en.wikipedia.org/wiki/Myiasis
https://www.ncbi.nlm.nih.gov/pmc/articles/PMC2903918/
http://emedicine.medscape.com/article/1204683-overview#a6
https://www.ncbi.nlm.nih.gov/pubmed/11453864
https://www.ncbi.nlm.nih.gov/pubmed/592651
https://www.cdc.gov/parasites/chagas/gen info/detailed.html
https://www.cdc.gov/parasites/chagas/epi.html
https://www.cdc.gov/parasites/chagas/biology.html
https://www.cdc.gov/parasites/chagas/disease.html
https://www.cdc.gov/parasites/chagas/diagnosis.html

https://www.cdc.gov/parasites/chagas/treatment.html
https://www.cdc.gov/parasites/chagas/prevent.html
https://www.hindawi.com/journals/ipid/2012/587402/

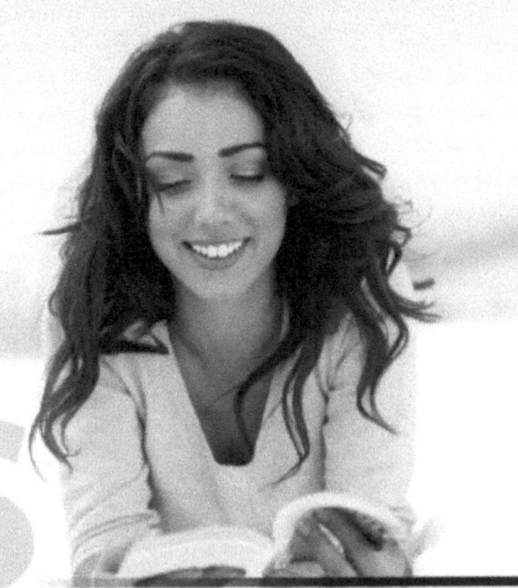

Buy your books fast and straightforward online - at one of world's fastest growing online book stores! Environmentally sound due to Print-on-Demand technologies.

Buy your books online at
www.morebooks.shop

Compre os seus livros mais rápido e diretamente na internet, em uma das livrarias on-line com o maior crescimento no mundo! Produção que protege o meio ambiente através das tecnologias de impressão sob demanda.

Compre os seus livros on-line em
www.morebooks.shop

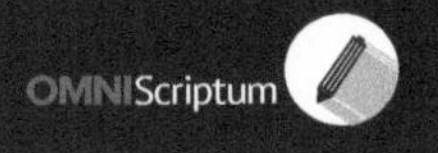

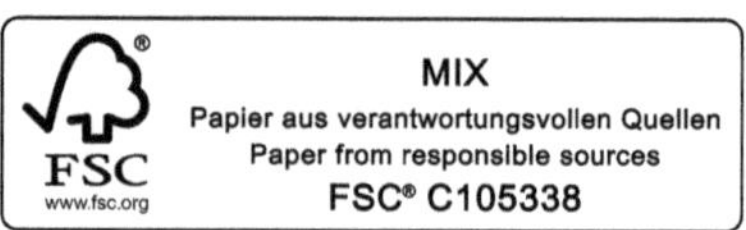

Printed by Books on Demand GmbH, Norderstedt / Germany